PAES

Première Année des Études de Santé

UE3 : Organisation des appareils et des systèmes :

Bases physiques des méthodes d'exploration - Aspects fonctionnels

MECANIQUE DES FLUIDES
CIRCULATION
TRANSPORTS MEMBRANAIRES

Pr Pierre-Olivier KOTZKI

sauramps medical
11, boulevard Henri IV
34000 Montpellier
www.saurampsmedical.com

L'auteur :

Pierre-Olivier KOTZKI,
Docteur en Médecine, Docteur ès Sciences,
ancien Assistant des Hôpitaux de Dijon
Professeur de Biophysique et Médecine Nucléaire
à la faculté de Médecine Montpellier-Nîmes
Chef du service de Médecine Nucléaire et de Biophysique médicale
au CHU de Nîmes.
Il enseigne en 1ère année de médecine depuis 1983,
successivement à Saint-Etienne, Dijon et Montpellier-Nîmes.

Remerciements :

Je souhaite avant tout remercier les étudiants de PAES de l'université Montpellier I, car ils sont depuis des années ma principale source de motivation. Cet ouvrage leur est destiné. Il les guidera dans la préparation à un concours rendu inhumain par le travail solitaire où Internet a pris le pas sur la relation directe avec l'enseignants.

Je remercie également les chargées de TD de Biophysique :
Marie-Françoise, Isabelle, Carine, Catherine et Joëlle.
Depuis de années, leurs critiques m'ont aidé à mettre en place cet enseignement.

Enfin, je tiens à remercier mon épouse Nelly, Docteur en médecine pour avoir relu cet ouvrage.

A Jean-Claude Healy

Table des matières

Partie I

Mécanique des fluides - Circulation

Les fluides, états déformables de la matière, jouent un rôle majeur chez les organismes vivants à la fois, comme composés élémentaires fondamentaux des tissus, rappelons que l'eau représente environ 60% de la masse corporelle, et comme vecteurs des transports moléculaires.

La mécanique des fluides décrit les lois physiques qui régissent les écoulements et les déformations de ces fluides. Cette approche mécanistique est particulièrement importante pour la compréhension des mécanismes qui interviennent dans la circulation sanguine et l'écoulement de l'air alvéolobronchique. En raison de l'importance de la circulation sanguine qui constitue l'essentiel des applications de ce cours d'où le terme de biophysique de la circulation. Certaines des lois qui y seront développées (Loi de Laplace, Loi de Poiseuille, ..) peuvent s'appliquer dans d'autres situations comme l'étude de l'écoulement de l'air alvéolobronchique.

Les lois fondamentales de la mécanique de fluides n'expliquent pas à elles seules l'écoulement sanguin car il dépend également des parois vasculaires qui, en première approximation, peuvent être assimilées à des solides déformables. L'étude de ces déformations fait appel aux propriétés mécaniques des solides. La mise en jeu simultanée de la mécanique des fluides et des solides dans les phénomènes d'écoulement et de déformation, amène à prendre en compte globalement les propriétés de déformation, en fonction de la nature du milieu. C'est l'objet de la rhéologie qui fournit une caractérisation et une classification des milieux et des tissus en fonction de leur propriété de déformation.

Forte de ces considérations, cette partie du cours de biophysique est divisée en 4 chapitres traitant successivement de la rhéologie et de la classification rhéologique des tissus, des propriétés rhéologiques des parois vasculaires, de l'hydrodynamique et de l'hémodynamique.

Chapitre 1

RHÉOLOGIE: CLASSIFICATION RHÉOLOGIQUE DES TISSUS

I. Eléments de rhéologie

1) Définition

On appelle *rhéologie* (du grec rheo, couler et logos, étude) l'étude de la déformation et de l'écoulement de la matière sous l'effet d'une contrainte associée à une force. Ces lois s'appliquent aussi bien aux tissus vivants comme les vaisseaux et le tissu osseux, qu'aux tissus artificiels, par exemple les prothèses vasculaires et articulaires, ou les tissus synthétiques telle la peau artificielle. Les implications de la rhéologie sont ainsi extrêmement vastes, allant de la compréhension des mécanismes d'écoulement sanguin ou aérien à la mise au point de biomatériaux.

La rhéologie permet de proposer une classification des matériaux et des tissus en fonction de leur propriété de déformabilité, sachant que tout matériau est déformable, y compris les solides, et que leurs propriétés mécaniques dépendent du mode de déformation.

Chez l'homme, les comportements mécaniques des tissus sont sous la dépendance des conditions histologiques et physiologiques. De plus, une mauvaise adaptation du comportement mécanique à ces conditions physiologiques peut conduire à des états pathologiques. Ainsi, le dépôt de graisse sur la paroi d'une artère, lié à une hypercholestérolémie, modifie les propriétés rhéologiques de la paroi artérielle et la fragilise. Il peut s'en suivre la formation d'un anévrisme, c'est-à-dire une dilatation permanente et pathologique de cette artère.

2) Notion de contrainte

Soit un solide ou un liquide de section S soumis de part et d'autre de sa section à une force de module F perpendiculaire à S, la ***contrainte*** exercée σ est égale au rapport de la force sur la section, tel que :

$$\sigma = \frac{F}{S} \qquad \text{(Pa ou N.m}^{-2}\text{)}$$

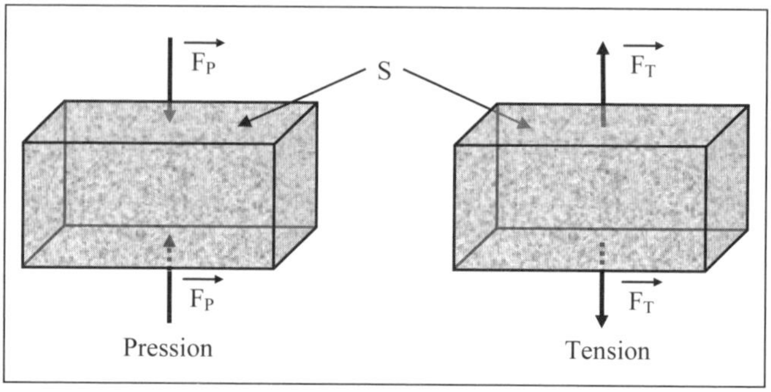

Figure 1.1 Contraintes de pression et de tension

Selon le sens des forces, on distingue les *contraintes de pression* σ_P lorsque les forces sont dirigées vers le corps solide ou liquide et les *contraintes de tension* σ_T lorsque celles-ci sont dirigées vers l'extérieur (figure 1.1).

Lorsque les forces à l'origine de la contrainte ne sont pas perpendiculaires à la section d'application de ces forces, les contraintes peuvent se décomposer en deux composantes (figure 1.2) :

- Une ***composante de Pression ou de Tension*** perpendiculaire à la section. Si θ représente l'angle entre la direction des forces et la surface, la composante en tension ou en pression s'exprime :

$$\sigma_P = \frac{F\sin\theta}{S} \quad \text{ou} \quad \sigma_T = \frac{F\sin\theta}{S}$$

- Une ***composante de Cisaillement***, noté σ_C, tangente à la surface qui s'exprime :

$$\sigma_C = \frac{F\cos\theta}{S}$$

Ainsi pour des forces dirigées vers un solide selon un angle de 30° par rapport à la section :

$$\sigma_P = \frac{F}{2S} \quad \text{et} \quad \sigma_C = \frac{\sqrt{3}F}{2S}$$

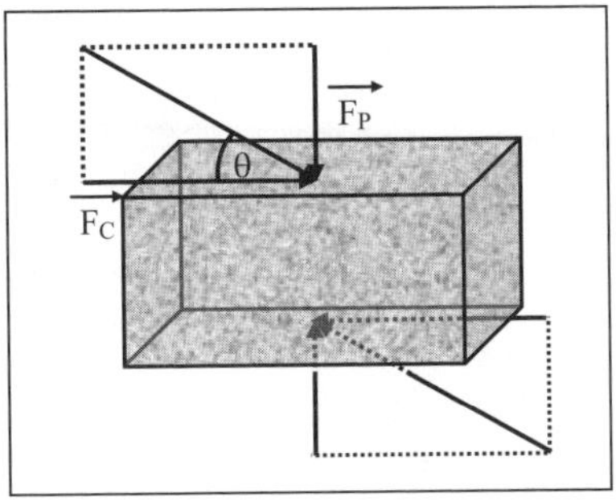

Figure 1.2 Décomposition d'une contrainte oblique en contraintes de pression et de cisaillement

3) Notion de déformation

La déformation représente la réponse du solide ou du liquide à la contrainte. Elle dépend de l'intensité de la contrainte et de la nature du matériau ou du tissu. Soit un matériau cylindrique de longueur L et de section de diamètre D sur lequel on applique au temps t_0 une contrainte de tension constante σ_T.

Au fur et à mesure de l'application de la contrainte, on observe une déformation progressive du matériau qui cesse lorsque la contrainte est suspendue.

Dans le cas d'une tension cette déformation se traduit dans l'axe du cylindre par une augmentation de longueur ΔL (figure 1.3). A l'inverse, la longueur diminue lors de l'application d'une contrainte de pression. Par définition, on appelle déformation ε_l selon l'axe longitudinal, la variation relative de longueur :

$$\varepsilon_1 = \frac{\Delta L}{L}$$

Les déformations longitudinales liées à une contrainte de tension ou de pression sont appelées respectivement allongement et raccourcissement.

De même, la contrainte de tension ou de pression provoque une modification de section caractérisée par respectivement une augmentation ou une diminution ΔD de diamètre de cette section.

Cette variation de diamètre représente la déformation ε_2 selon la section :

$$\varepsilon_2 = \frac{\Delta D}{D}$$

Les grandeurs ε_1 et ε_2 sont des nombres sans dimension, classiquement exprimées en pourcent, indépendantes de la longueur et de la section initiales du cylindre. Elles varient en sens inverses et sont reliées entre elle par la relation :

$$\varepsilon_2 = -\mu\varepsilon_1$$

avec μ le coefficient de Poisson du matériau qui dépend de sa nature, de sa forme et de sa structure.

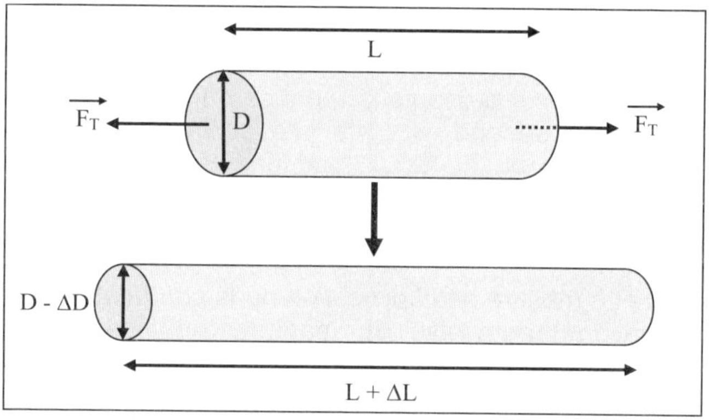

Figure 1.3 Déformation d'un cylindre sous l'effet d'une contrainte de tension

II. Différents types de déformation - classification rhéologique des matériaux

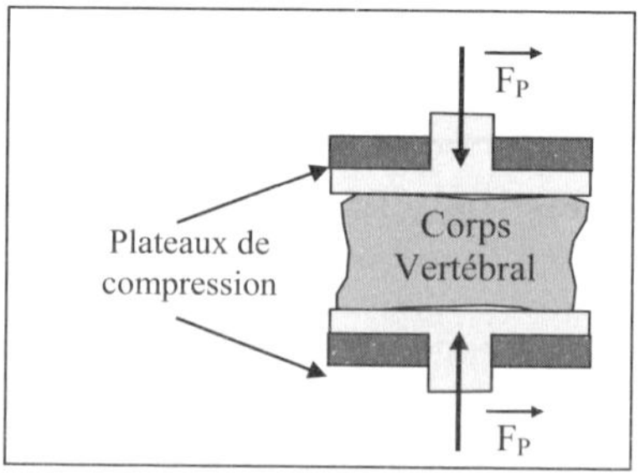

Figure 1.4 Banc expérimental pour fracture vertébrale

Les laboratoires de biomécanique disposent de bancs d'essais expérimentaux permettant de mesurer les déformations associées à des contraintes. De tels laboratoires peuvent ainsi étudier la résistance des tissus mous ou du squelette suite à un traumatisme, par exemple pour comprendre les mécanismes à l'origine des fractures (figure 1.4). Ils sont également très utiles pour mettre au point des prothèses et des tissus artificiels.

1) Traction et Compression

Lorsque les contraintes sont des contraintes de tension ou de pression, les déformations associées sont respectivement appelées tractions et compressions. Il est commode de représenter les relations entre déformations et contraintes sur un diagramme appelé ***diagramme contrainte-déformation*** (figure 1.5).

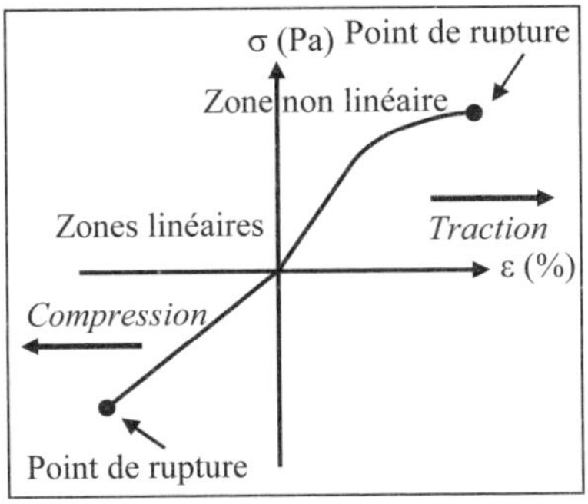

Figure 1.5 Diagramme contrainte-déformation

Le même diagramme peut représenter simultanément les déformations en traction et en compression pour un même matériau ou un même tissu. Pour chaque type de déformation il peut comporter une zone linéaire et/ou une zone non linéaire. La forme globale des courbes ou droites du diagramme n'est pas forcément identique en traction et en compression.

Pour une valeur seuil de la contrainte, celle-là peut entraîner une rupture du matériau ou du tissu. La déformation maximale associée à cette valeur seuil est appelée *point de rupture*. Les points de ruptures en traction et en compression ne sont pas équivalents.

La nature des diagrammes déformation-contrainte permet une première classification des matériaux et des tissus.

a) Corps élastiques

Par définition un corps est dit ***linéairement élastique*** lorsque sa déformation est proportionnelle à la contrainte, quelque soit la contrainte, et que la suppression de celle-ci provoque un retour à la forme initiale. La *loi de Hooke* décrit le caractère linéaire de la déformation :

$$\sigma = \gamma\varepsilon$$

avec γ le module d'élasticité, plus souvent appelé ***module de Young*** du matériau ou du tissu, exprimé en $N.m^{-2}$ (GPa).

Il est important d'observer (figure 1.6) que plus le module de Young est élevé, moins le matériau est élastique. C'est une caractéristique du matériau ou du tissu qui traduit sa rigidité (Tableau 1.I).

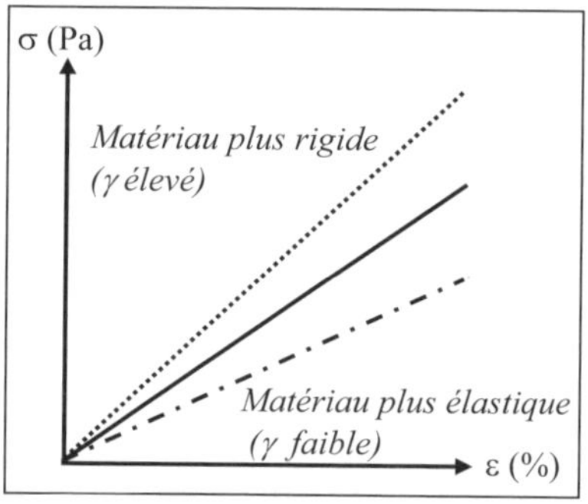

Figure 1.6 Diagramme contrainte-déformation de différents matériaux linéairement élastiques

Tissus	Module de Young (GPa)
Collagène	6.10^{-3}
Cartilage	24.10^{-3}
Cheveux	10
Fémur	17,2
Radius	18,6

Tableau 1.I Module de Young moyen de quelques tissus

La peau est un bon exemple de tissu élastique, à condition de ne pas maintenir la contrainte trop longtemps, comme lors d'une prise de poids prolongée. Cette propriété d'élasticité diminue progressivement avec l'âge.

Il existe une relation directe entre la constante d'élasticité, grandeur élémentaire de la mécanique et le module de Young. Considérons l'étirement d'un tendon, le tendon d'Achille par exemple, de section moyenne S sous l'effet d'une force F liée à une charge ou à une chute (figure 1.7). En première approximation celui-ci peut être assimilé à un ressort de constante d'élasticité k, tel que :

$$k = \frac{F}{\Delta L} \qquad \text{(Pa)}$$

avec ΔL l'allongement résultant du tendon. Sachant que :

$$\gamma = \frac{\sigma}{\varepsilon} \quad \text{avec} \quad \sigma = \frac{F}{S} = \frac{k\Delta L}{S} \quad \text{et} \quad \varepsilon = \frac{\Delta L}{L}$$

$$\rightarrow \qquad \gamma = \frac{kL}{S}$$

En réalité la déformation d'un tendon est peu élastique (c'est le muscle qui joue ce rôle); le tendon pouvant être assimilé à un modèle plus complexe de type viscoélastique.

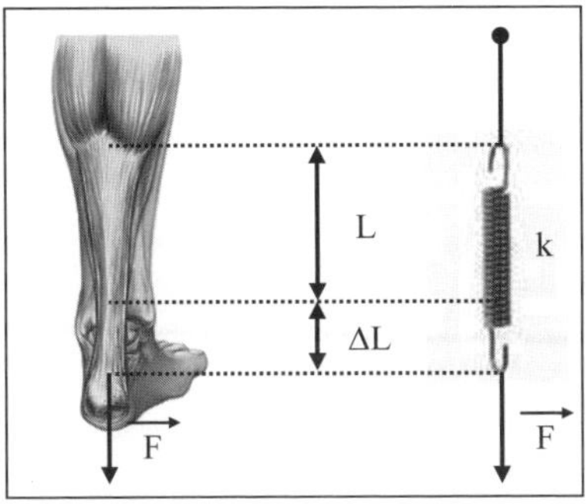

Figure 1.7 Etirement élastique du tendon d'Achilles

Les os longs possèdent également des propriétés d'élasticité. Ainsi, un individu qui se tient sur une jambe subit, au niveau de son tibia, une contrainte de compression associée au poids de son corps ($P=mg$). En admettant que le tibia soit assimilé à un cylindre de rayon r et que celui-ci subisse l'effet de la totalité du poids du corps, la contrainte de compression s'exprime :

$$\sigma = \frac{P}{S} = \frac{mg}{\pi r^2}$$

avec g l'accélération liée à la pesanteur (9,81 m.s^{-1}). Le raccourcissement qui en résulte vaut :

$$\varepsilon = \frac{1}{\gamma}\sigma = \frac{mg}{\gamma \pi r^2}$$

Les modules de Young en traction et compression sont souvent différents. C'est le cas notamment de l'os cortical dont les modules sont, en moyenne respectivement de l'ordre de 16 à 19 GPa en traction et 9 GPa en compression.

b) Corps plastiques

Par définition, un corps est dit ***plastique*** lorsque sa déformation n'apparaît qu'à partir d'un niveau seuil de contrainte seuil σ_S. En dessous de ce seuil le matériau ou le tissu ne se déforme pas. Au delà, la relation entre la déformation et la contrainte est non linéaire. Elle est caractérisée par une déformation de plus en plus marquée lorsque la contrainte augmente. La courbe tend alors vers une valeur maximale de la contrainte auquel le corps peut être soumis. Au-delà survient le point de rupture (figure 1.8).

A l'opposé des corps élastiques, les corps plastiques gardent une déformation permanente lorsque la contrainte est supprimée.

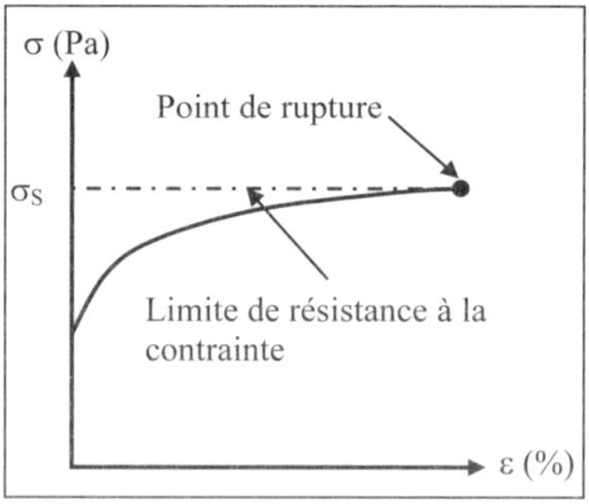

Figure 1.8 Diagramme contrainte-déformation d'un corps plastique

Les peintures "qui ne coulent pas " sont un exemple caractéristique de corps plastique. Elles ne coulent pas, sous l'effet de leur propre poids lorsqu'elles ont été appliquées car la contrainte est en dessous du seuil.

Lorsqu'on les applique, la contrainte que l'on exerce avec le pinceau est supérieure au seuil d'écoulement et la peinture se déforme suffisamment pour pouvoir être étalée sans problème.

c) Corps élasticoplastique

De nombreux tissus et matériaux combinent les deux propriétés. Ils sont d'abord élastiques pour de bas niveaux de contrainte puis plastiques au-delà d'un certain seuil (figure 1.9).

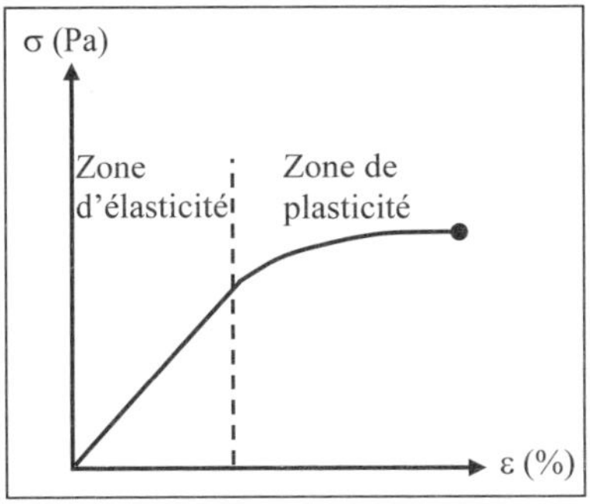

Figure 1.9 Diagramme contrainte-déformation d'un corps élasticoplastique

La limite d'élasticité est la contrainte à partir de laquelle un matériau commence à se déformer de manière irréversible. Cette notion de limite d'élasticité est importante dans la conception des prothèses qui doivent être capables de subir de fortes contraintes sans se déformer.

Ainsi la limite d'élasticité du titane, métal très utilisé dans les prothèses de hanche, atteint plusieurs centaines de GPa.

2) **Cisaillement**

Lorsque les forces ne sont pas perpendiculaires à la section, apparaissent des déformations associées à la composante de cisaillement de la contrainte σ_C. Pour étudier des déformations en cisaillement, considérons un parallélépipède présentant une face inférieure fixe et une face supérieure libre au niveau de laquelle agit une force F parallèle (tangente) à la surface de section S.

La déformation qui en résulte se traduit par un déplacement Δl de la face supérieure dans le sens de la force et une inclinaison des bords latéraux du parallélépipède selon un angle α (figure 1.10).

La tangente de l'angle α caractérise la déformation du parallélépipède est proportionnelle à la contrainte σ_C selon la relation :

$$\sigma_C = G \tan(\alpha) = G \frac{\Delta l}{h}$$

avec h la hauteur du parallélépipède (bords latéraux) et G le *module de cisaillement*, équivalent au module de Young qui s'exprime en $N.m^{-2}$ (GPa). La déformation par cisaillement s'exprime alors :

$$\tan(\alpha) = \frac{1}{G} \sigma_C = \frac{1}{G} \frac{F}{S}$$

L'angle α s'exprime en radiant et lorsqu'il est petit (< 0,1 rad), la déformation peut s'écrire :

$$\alpha = \frac{1}{G} \frac{F}{S}$$

Le module de cisaillement de l'os cortical est de l'ordre de 10 GPa.

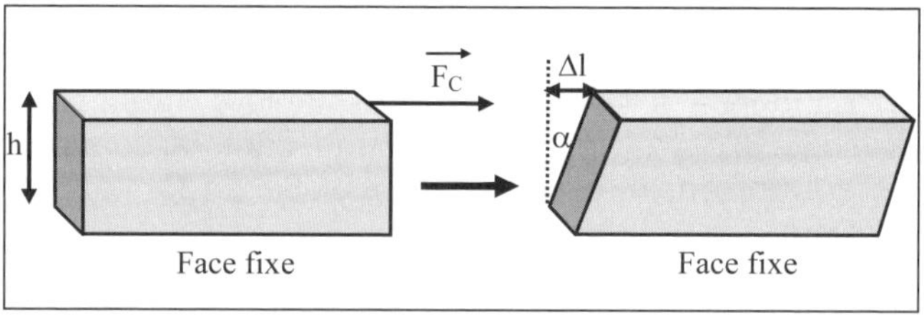

Figure 1.10 Déformation sous l'action d'une contrainte de cisaillement

II. Propriétés rhéologique des liquides et des corps viscoélastiques

La rhéologie des liquides fait intervenir une nouvelle propriété, la viscosité qui peut être définie comme la résistance à l'écoulement d'un fluide. Lorsque la viscosité augmente, la capacité du fluide à s'écouler diminue. A l'inverse, en théorie, un liquide non visqueux serait un liquide tellement déformable qu'aucune force ne s'oppose à sa déformation soit, $\sigma=0$ quelque soit la déformation ε.

Dans le chapitre consacré à l'hydrodynamique, nous verrons que la viscosité dynamique correspond à la contrainte de cisaillement qui accompagne l'existence d'un gradient de vitesse d'écoulement.

1) Liquide visqueux

Les liquides sont des ***fluides visqueux*** capables de se déformer à une vitesse constante sous l'effet d'une contrainte non nulle. En fonction de la relation entre la vitesse de déformation $d\varepsilon/dt$ (encore appelé taux de cisaillement) et la contrainte on distingue des *fluides newtoniens* et des *fluides non newtoniens* (figure 1.11).

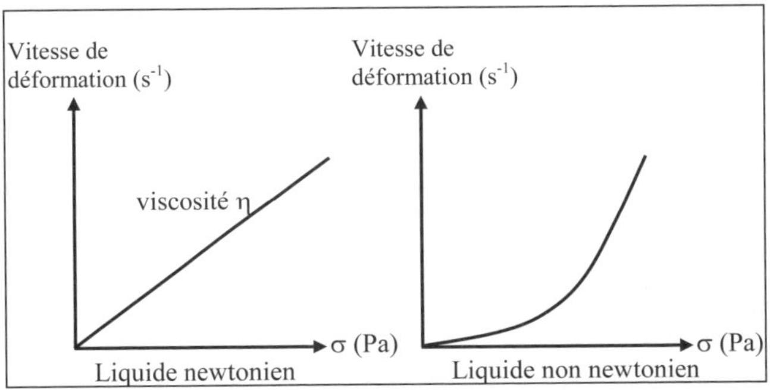

Figure 1.11 Vitesse de déformation d'un liquide newtonien et non newtonien

a) Liquide newtonien

Un liquide est dit newtonien lorsque la vitesse de déformation est directement proportionnelle à la contrainte, c'est-à-dire à la force qu'on lui applique. Le facteur de proportionnalité correspond à la viscosité qui est alors indépendante du taux de cisaillement. Pour la plupart des fluides usuels dans des conditions standards, comme l'eau voire le plasma, ce modèle est très satisfaisant.

b) Liquide non newtonien

Un liquide est dit non newtonien lorsque sa vitesse de déformation n'est pas directement proportionnelle à la contrainte qu'on lui applique. Concrètement, il s'agit d'un fluide dont la viscosité et le taux de cisaillement ne sont pas indépendants. Le sang, parce qu'il est constitué d'un mélange de plasma et de cellule présente un comportement non newtonien.

2) Corps viscoélastique

La plupart des tissus humains possèdent à la fois des propriétés d'élasticité et de plasticité des solides et des propriétés de viscosité propres aux liquides. Ils sont représentatifs des **corps *viscoélastoplastiques*** ou ***viscoélastiques***. Leurs comportements rhéologiques, c'est-à-dire l'évolution de leur déformation en fonction de la contrainte appliquée, peut se modéliser à partir d'éléments simples. Les propriétés d'élasticité peuvent ainsi être assimilées au comportement d'un ressort et les propriétés de viscosité à celui d'un piston amortisseur.

a) **Modèle de Maxwell**

Le modèle le plus simple a été proposé par Maxwell. Il consiste à modéliser le comportement d'un tissu viscoélastique par l'association d'un ressort et d'un piston en série soumis à une déformation commune (figure 1.12) lors de l'application d'une force F, c'est-à-dire d'une contrainte.

L'application de la force provoque un allongement brutal de l'ensemble ressort-piston sous l'effet immédiat du ressort. Par la suite la déformation est plus progressive grâce à l'effet amortisseur du piston.

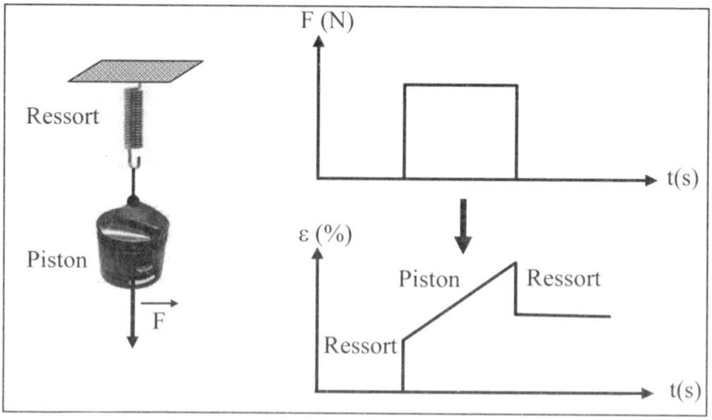

Figure 1.12 Comportement d'un tissu viscoélastique : modèle de Maxwell

Lorsque la contrainte est levée, le ressort retrouve sa position initiale ce qui raccourcit immédiatement l'ensemble ressort-piston. Cependant, le piston reste détendu sans retour à la longueur initiale.

Du fait de ce non retour à la forme initiale, un tel modèle ne reflète pas correctement le comportement des tissus.

b) Modèle de Kelvin

Pour tenir compte de ce non retour à la forme initiale, Kelvin a proposé de placer le ressort et le piston en parallèle de telle sorte que le piston contrôle la vitesse de déformation du ressort.

Le modèle de Kelvin reste cependant encore éloigné de la réalité car il n'autorise pas de déformation rapide. Or celles-ci sont indispensables, par exemple lors de la mise en jeu d'un tendon. Dans ce cas mieux vaut utiliser un modèle mixte.

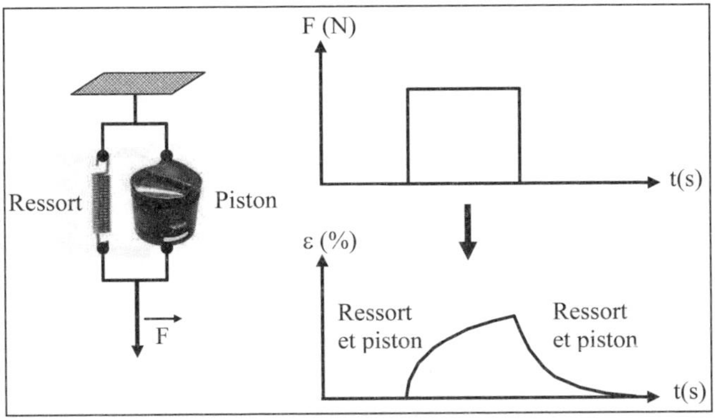

Figure 1.13 Comportement d'un tissu viscoélastique : modèle de Kelvin

c) Modèle mixte

Le modèle mixte est constitué d'un premier ressort et d'un piston placés en parallèle associé à un second ressort en série (figure 1.14).

Un tel modèle décrit assez correctement la déformation des ligaments et des tendons qui peuvent ainsi s'allonger ou se raccourcir rapidement en limitant le risque de rupture, grâce à l'amortissement qui suit la première phase de déformation rapide.

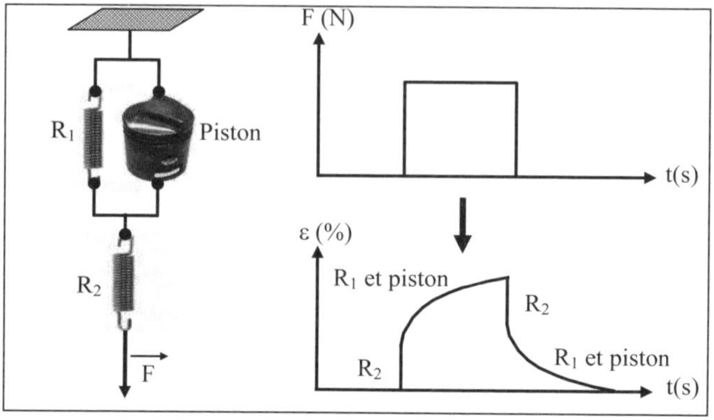

Figure 1.14 Comportement d'un tissu viscoélastique : modèle mixte

PROPRIÉTÉS RHÉOLOGIQUES DES PAROIS VASCULAIRES

Les parois vasculaires jouent un rôle essentiel dans la circulation sanguine. Elles ne sont pas de simples conduits mais elles participent également directement à l'adaptation et à la régulation du flux sanguin. En particulier, elles assurent l'amortissement du débit sanguin périphérique qui de pulsatile à la sortie des ventricules devient progressivement continu au niveau des capillaires. Cet amortissement, permet en outre d'éviter la fermeture des artères périphériques en diastole en maintenant une pression artérielle non nulle, et par conséquent un débit sanguin diastolique minimal (figure 2.1).

Ceci est rendu possible grâce aux propriétés rhéologiques des parois vasculaires et notamment leurs propriétés d'élasticité avec de plus, pour les gros vaisseaux un effet capacitif associé.

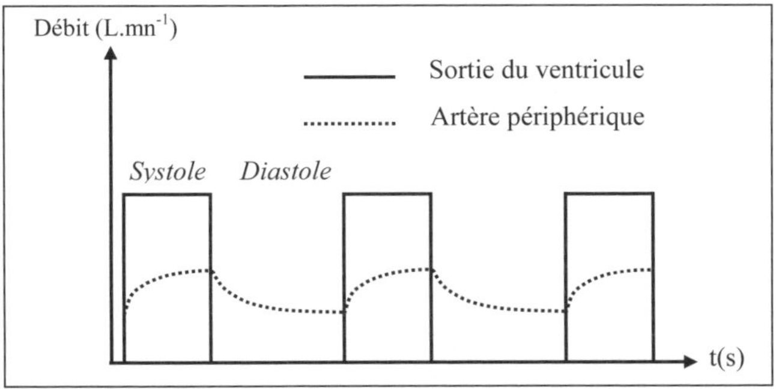

Figure 2.1 Adaptation du débit sanguin sous l'action des parois vasculaires

I. Elasticité et tension superficielle

D'après la ***loi de Hooke***, un corps élastique est caractérisé par la présence d'une relation linéaire entre la force de traction exercée, de module F, et la déformation σ résultante tel que :

$$\sigma = \gamma\varepsilon = \frac{F}{S} \quad \text{et} \quad F = \gamma S \frac{\Delta L}{L}$$

Appliquée à une lame mince, de surface S égale au produit de sa largeur l par son épaisseur e, la loi de Hooke s'écrit (figure 2.2) :

$$F = \gamma S \frac{\Delta L}{L} = \gamma e l \frac{\Delta L}{L}$$

Par définition, la *tension superficielle*, notée T_S, représente le rapport de la force exercée sur la largeur de la lame :

$$T_S = \frac{F}{l} = \gamma e \frac{\Delta L}{L} \qquad (N.m^{-1})$$

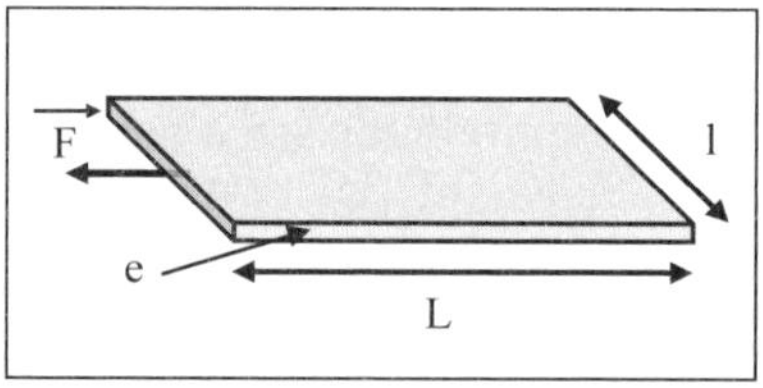

Figure 2.2 Action d'une force de traction sur une lame mince

Rapportée à un conduit, par exemple un tuyau d'arrosage, la tension superficielle représente la force nécessaire, par unité de longueur, pour rapprocher les 2 extrémités d'une paroi élastique après une incision linéaire et lutter ainsi contre la pression à l'intérieur du conduit (figure 2.3).

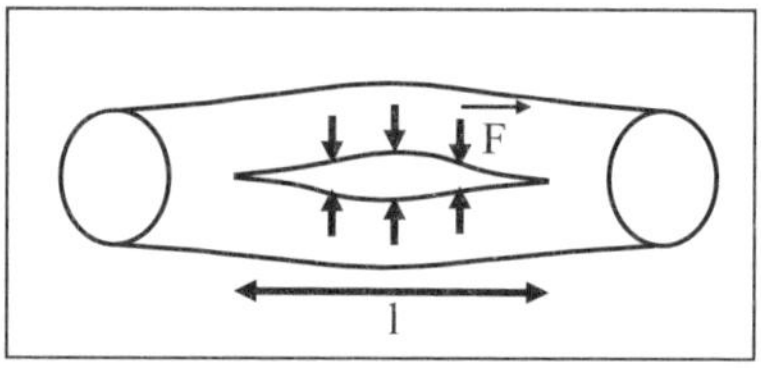

Figure 2.3 Tension superficielle exercée pour rapprocher les extrémités d'une paroi d'un conduit élastique après une incision linéaire

II. Tension superficielle d'un vaisseau

1) Loi de Laplace

Soit une lame élastique tendue, séparant deux milieux de pression différente externe et interne notés P_E et P_I. Cette lame est capable d'équilibrer une différence de pression transmurale entre ses faces en prenant une forme concave vers la pression la plus forte, c'est-à-dire la pression intérieure.

La lame présente alors deux rayons de courbures r_1 et r_2 associés à ses deux axes de courbure (figure 2.4).

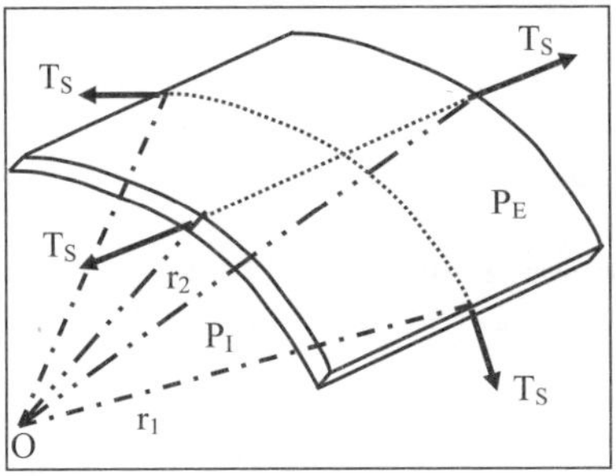

Figure 2.4 Déformation d'une lame élastique sous l'action d'une différence de pression transmurale

La **loi de Laplace** caractérise cet équilibre selon la relation :

$$\Delta P = P_I - P_E = T_S(\frac{1}{r_1} + \frac{1}{r_2})$$

avec T_S la tension superficielle exercée par la lame.

Appliquée à la circulation du sang dans un vaisseau, la loi de Laplace traduit l'équilibre entre les forces de distension et de constriction. Les forces de distension correspondent à l'action de la différence de pression entre le sang et le milieu extravasculaire, appelée différence de pression hydrostatique ΔP. Cette différence de pression favorise la dilatation du vaisseau.

La dilatation est compensée par des forces de constriction liées à la structure musculoélastique de la paroi vasculaire. Ces forces sont le reflet de la tension superficielle de la paroi. L'action de la tension superficielle peut être assimilée à celle d'une bobine de fil métallique qui viendrait entourer le vaisseau (figure 2.5).

Les artères étant cylindriques, la lame cylindrique n'a qu'un seul rayon de courbure r_1 correspondant à son rayon r, le rayon r_2 étant infini. La loi de Laplace s'exprime alors :

$$\Delta P = T_S(\frac{1}{r_1} + \frac{1}{r_2}) = \frac{T_S}{r}$$

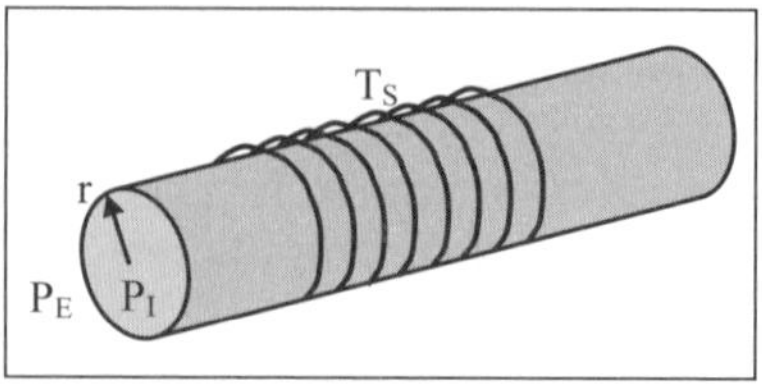

Figure 2.5 Loi de Laplace pour un vaisseau

2) Cas de la crosse aortique

Si les vaisseaux sont cylindriques, un certain nombre d'entre eux sont, de plus, incurvés. C'est notamment le cas de la crosse aortique qui possède, de fait, un deuxième rayon de courbure qui n'est pas égal à l'infini, mais correspond à la courbure de la crosse.

Il est alors remarquable d'observer que l'application directe de la loi de Laplace explique les différences histologiques entre le plancher et le plafond de la crosse aortique.

Ces différences vont s'expliquer par le sens des rayons de courbures. Prenons le plancher de la crosse, le rayon de courbure r_2 lié à la crosse est dirigé vers le bas, alors que la courbure correspondante au rayon r_1 de l'aorte est dirigée vers le haut. Les deux courbures sont en sens contraire.

A l'inverse, si le plafond possède également un rayon de courbure r_2, lié à la crosse dirigé vers le bas, le rayon r_1 est par contre dirigé vers le bas. Les deux courbures sont alors de même sens (figure 2.6).

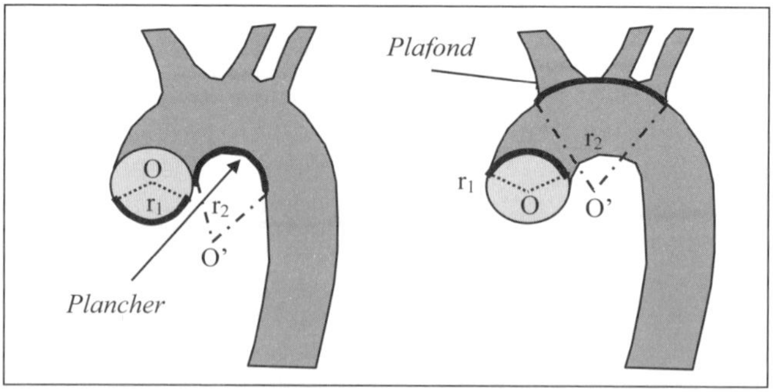

Figure 2.6 Rayons de courbures du plancher et du plafond de la crosse aortique

L'application de la loi de Laplace permet de démontrer, que pour une même différence de pression transmurale, La tension superficielle au niveau du plancher est supérieure à celle du plafond, ce qui se traduit par une structure histologique plus épaisse au niveau du plancher.

<u>*Démonstration*</u>

Selon la loi de Laplace et sachant que r_1 et r_2 sont de sens inverse au niveau du plancher et de même sens au niveau du plafond :

$$\Delta P = T_{Plancher}(\frac{1}{r_1} - \frac{1}{r_2}) = T_{Plancher}(\frac{r_2 - r_1}{r_1 r_2}) = \frac{T_{Plancher}}{r_1}(1 - \frac{r_1}{r_2})$$

et $$\Delta P = T_{Plafond}(\frac{1}{r_1} + \frac{1}{r_2}) = T_{Plafond}(\frac{r_2 + r_1}{r_1 r_2}) = \frac{T_{Plafond}}{r_1}(1 + \frac{r_1}{r_2})$$

ΔP étant identique dans les deux cas :

$$\frac{T_{Plancher}}{r_1}(1 - \frac{r_1}{r_2}) = \frac{T_{Plafond}}{r_1}(1 + \frac{r_1}{r_2}) \rightarrow T_{plancher} > T_{plafond}$$

En conséquence de quoi, le plafond est plus fragile ce qui rend plus fréquent les anévrismes développés au dépend du plafond de la crosse aortique (figure 2.7).

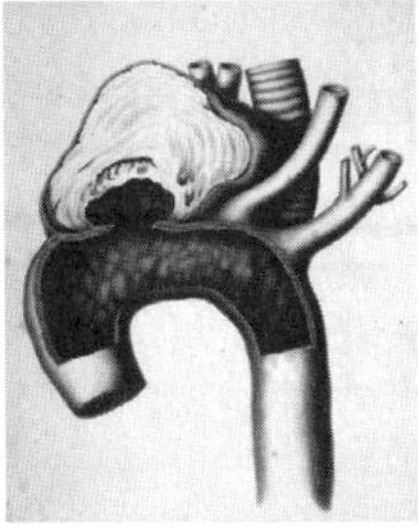

Figure 2.7 Anévrisme développé au dépend du plafond de la crosse aortique (D'après Hogson 1815)

III. Diagramme Tension-Rayon des parois vasculaires

1) Rappel Histologique

La loi de Laplace décrit l'équilibre entre la différence de pression transmurale et le rayon d'un vaisseau. Cet équilibre est rendu possible grâce à l'action de la tension superficielle qu'exerce la paroi du vaisseau et qui maintient son rayon constant pour une différence de pression transmurale donnée.

La tension superficielle dépend directement de la structure histologique des parois vasculaires. Celles-ci comprennent trois tuniques d'importance variable selon les vaisseaux (figure 2.8).

La tunique externe ou adventice, est constituée de tissu conjonctif contenant des fibroblastes et riche en *fibres d'élastine et de collagène*. La tunique intermédiaire ou média est le siège des *cellules musculaires lisses*. Elle contient également des fibres d'élastine et de collagène. La couche interne ou intima est constituée de cellules endothéliales et de fibres d'élastine.

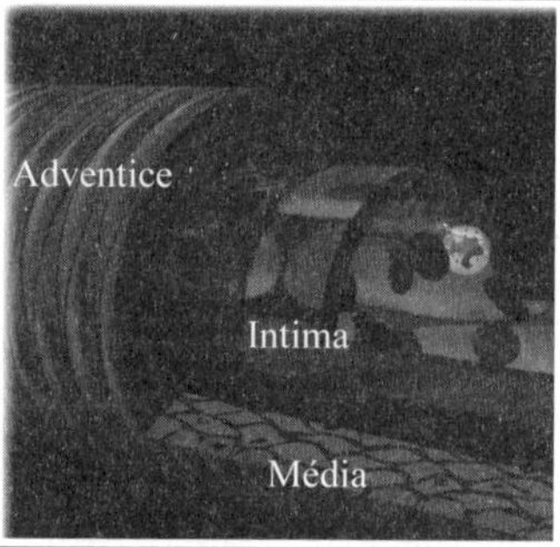

Figure 2.8 Structure histologique d'une artère

Les fibres de collagènes et d'élastine, ainsi que les cellules musculaires lisses possèdent des propriétés d'élasticité à l'origine de la tension superficielle de la paroi. Leur module de Young (tableau 2.I), étant différent, la tension superficielle dépendra de la proportion de ces trois composants élémentaires.

Il faut noter que, selon leur module de Young, les cellules musculaires lisses sont les plus élastiques devant les fibres d'élastine et de collagène qui sont les plus rigides.

Tissus	Module de Young (Pa)
Fibre musculaire lisse	50
Elastine	3.10^3
Collagène	6.10^6

Tableau 2.I Module de Young des cellules musculaires lisses, de l'élastine et du collagène

2) Diagramme tension-rayon des artères élastiques pures

a) Diagramme tension-rayon

Par définition, une artère est dite élastique pure lorsqu'elle ne contient pas de cellules musculaires lisses. Seules les fibres d'élastine et de collagène sont à l'origine des forces constrictives liées à la tension superficielle. Le terme même d'artère élastique pourrait paraître mal choisi puisqu'il fait référence aux fibres les plus rigides, mais ce sont justement celles qui opposent les plus importantes forces constrictives. Dans ce cas le terme élastique fait référence à l'élastine.

L'équilibre entre pression transmurale, rayon de l'artère et tension superficielle est une conséquence de la loi de Hooke. D'après la loi de Hooke, la tension superficielle d'une lame d'épaisseur e est proportionnelle à son allongement et à son module de Young, telle que :

$$T_S = \gamma e \frac{\Delta L}{L}$$

Dans le cas d'une artère, la valeur de la tension superficielle dépend ainsi des modules de Young des fibres de collagènes et d'élastine en tenant compte de leur part respective.

Il est possible de représenter sur un diagramme la courbe représentative de la résultante des contributions successives de l'élastine et du collagène en fonction du rayon de l'artère (figure 2.9).

Cette courbe de T_S en fonction de r est caractérisée par une première partie à faible pente proportionnelle au module de Young de l'élastine puis par une seconde partie à forte pente proportionnelle au module de Young du collagène.

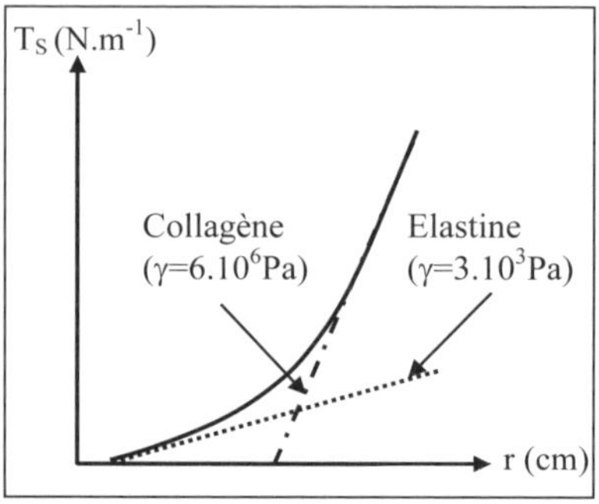

Figure 2.9 Diagramme tension-rayon d'une artère élastique pure

Chaque type d'artère possède un diagramme tension-rayon spécifique dépendant de sa structure histologique. La valeur de T_S pour une valeur donnée de r est une caractéristique mécanique de l'artère donnée qui caractérise ses forces constrictives. De la même manière, la loi de Hooke pour un cylindre s'exprime :

$$T_S = \Delta P.r$$

Lorsque le sang s'écoule dans l'artère, celui-ci provoque une pression transmurale ΔP qui d'après l'équation précédente représente la pente de la relation entre la Tension superficielle et le rayon de l'artère.

b) Rayon d'équilibre

Le rayon d'équilibre r_E entre les forces de dilatation associées à la pression transmurale et les forces de constriction caractérisées par le diagramme tension-rayon correspond alors à l'intersection entre la droite de pente ΔP et le diagramme tension-rayon de l'artère considérée (figure 2.10).

Le diagramme fournit également la valeur correspondante de la tension superficielle T_S associée au rayon r_E.

L'équilibre obtenu est stable. Si une petite variation physiologique de pression transmurale provoque une variation du rayon d'équilibre r_E, d'après le diagramme tension-rayon, il s'en suit immédiatement une variation dans le même sens de la tension superficielle T_S. Celle-ci joue le rôle d'une force de rappel en modifiant la constriction pour ramener le rayon à sa valeur initiale r_E.

Les fibres de collagène et d'élastine assurent ainsi une régulation fine du rayon de l'artère qui reste constant, pour une pression transmurale moyenne donnée, en dépit des à-coups tensionnels.

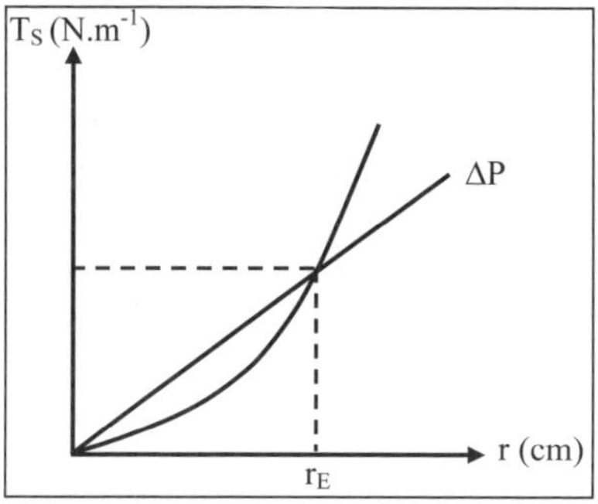

Figure 2.10 Rayon d'équilibre d'une artère élastique pure

c) Facteurs influençant le rayon d'équilibre

Pour une artère donnée le rayon d'équilibre r_E dépend de la pression transmurale moyenne ΔP. Il varie dans le même sens que celle-ci (figure 2.11).

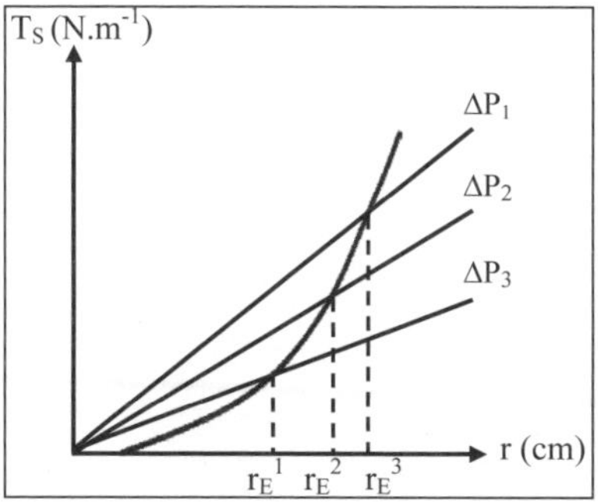

Figure 2.11 Variations du rayon d'équilibre d'une artère élastique pure en fonction de la pression transmurale

La tension superficielle T_S étant liée à la structure histologique de l'artère, le diagramme tension-rayon dépend de celle-ci. Par conséquent, pour une pression transmurale donnée le rayon d'équilibre varie selon les artères et leur diagramme tension-rayon (figure 2.12).

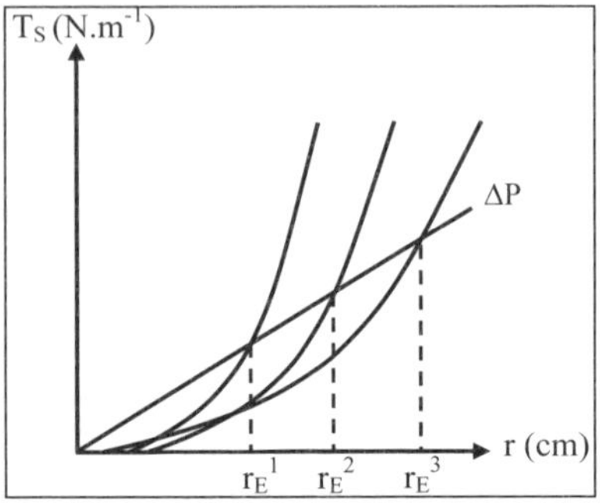

Figure 2.12 Rayons d'équilibre d'artères élastiques pures de natures histologiques différentes pour une même pression transmurale

3) Diagramme tension-rayon des artères musculaires pures

Le module de Young d'une artère comprenant uniquement des cellules musculaires lisses comme composante élastique est très faible, de l'ordre de 50 $N.m^{-2}$. Dans ces conditions, la pente du diagramme tension rayon est très peu marquée et peut être considérée, par comparaison avec celles des fibres de collagène et d'élastine, comme pratiquement horizontale.

En d'autre terme, pour un état de contraction donné des cellules musculaires lisses, la tension superficielle T_S est pratiquement indépendante de r (figure 2.13).

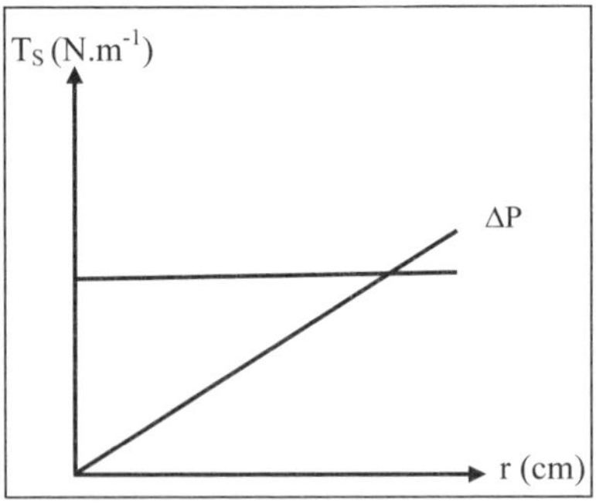

Figure 2.13 Diagramme tension-rayon d'une artère musculaire pure

Le rayon d'équilibre associé à une valeur donnée de la pression transmurale est particulièrement instable. La tension superficielle T_S ne variant pratiquement pas, la paroi artérielle n'est pas assez rigide pour compenser la variation de rayon associée à des variations physiologiques de la pression transmurale. Ainsi si ΔP augmente, le rayon augmente et l'artère se dilate sans possibilité de retour à la normale. Toute nouvelle augmentation de rayon augmentera de nouveau le rayon et pourra aboutir à terme à son éclatement. En sens inverse une baisse de ΔP peut entraîner une obturation de l'artère.

4) Artères musculoélastiques (artère mixte)

a) Diagramme tension-rayon et rayon d'équilibre

A l'exception des corps glomiques, anastomoses artério-veineuses impliquées dans les phénomènes de thermorégulation, les artères sont mixtes, c'est-à-dire qu'elles sont constituées de fibres d'élastine et de collagène d'une part et de cellules musculaires lisses d'autre part. Le diagramme tension-rayon correspondant comporte ainsi deux parties correspondant aux deux composantes de la tension superficielle.

La première ***composante active***, liée à l'intensité de la contraction des cellules musculaires, fournie à l'artère son tonus de base. La seconde ***composante élastique***, due aux fibres d'élastine et de collagène permet l'adaptation du rayon en fonction de la pression transmurale (figure 2.14).

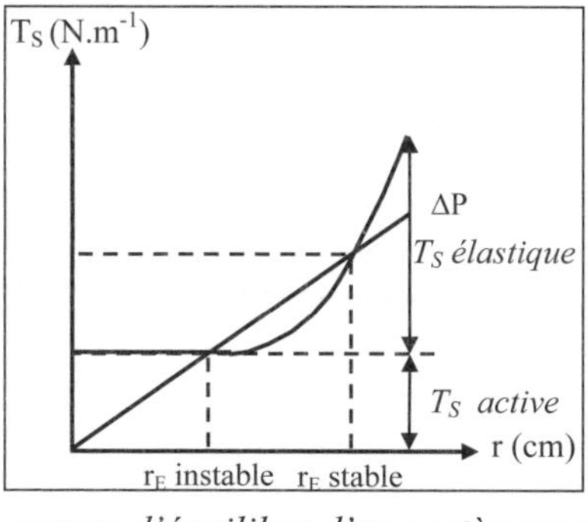

Figure 2.14 rayons d'équilibre d'une artère musculo-élastique

Il existe deux points d'intersection entre la courbe du diagramme et la droite de pente ΔP, mais seul celui correspondant à l'intersection avec la composante élastique défini le rayon d'équilibre stable. L'autre rayon correspond à un équilibre instable et par conséquent virtuel.

La forme du diagramme peut varier d'une artère à l'autre en fonction des proportions entre fibres d'élastine, de collagène et cellules musculaires lisses.

b) Conséquences

La *vasomotricité* d'une artère traduit les effets d'une variation isolée du tonus musculaire, à pression transmurale constante, c'est à dire d'une modification de sa composante active et par conséquent de son rayon (figure 2.15). C'est ainsi que toute diminution de la composante active réduit l'intensité des forces constrictives et provoque une augmentation du rayon de l'artère (vasodilatation). A l'inverse, une augmentation de la composante active provoque une diminution du rayon (vasoconstriction) voire une obturation de l'artère.

En revanche, la modulation fine du rayon artériel dépend de la composante élastique, en particulier pour les petites artères et les artérioles.

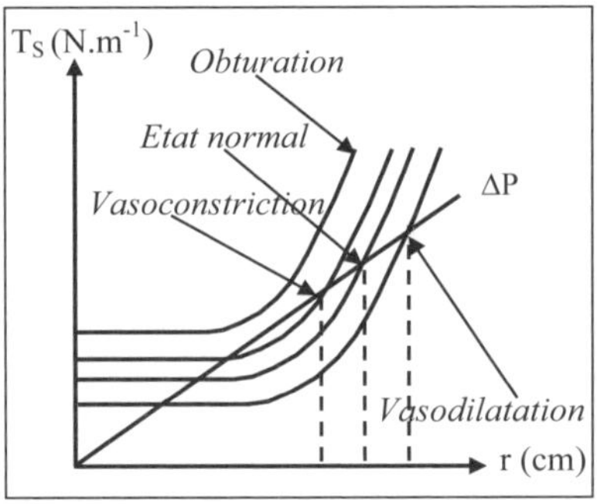

Figure 2.15 Vasomotricité d'une artère mixte

De même, pour une artère donnée, toute variation significative et constante de pression transmurale, à tonus musculaire donné, modifie le calibre artériel. Une hypertension artérielle entraîne une vasodilatation alors qu'une hypotension provoque une vaso-constriction voire une obturation si celle-ci est particulièrement importante (figure 2.16).

Le risque d'obturation confirme la nécessité de maintenir une pression artérielle minimale au cours du cycle cardiaque pour limiter les variations de rayon et éviter la fermeture artérielle. Cette régulation de la pression artérielle sera assurée par l'aorte et les gros vaisseaux.

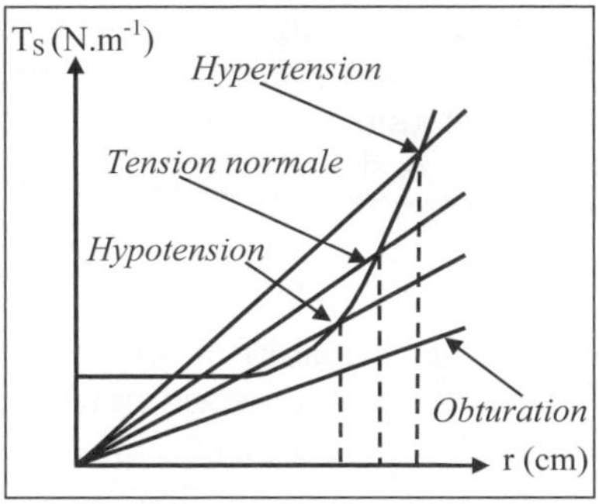

Figure 2.16 Effet d'une variation de pression transmurale sur une artère mixte

Les différences de tonicité en fonction du type d'artère expliquent les possibilités de préservation de la circulation cérébrale.

Les artères cérébrales présentent une composante active de la tension superficielle nettement inférieure à celle des autres artères périphériques et notamment des artères rénales (figure 2.17).

En cas de choc hypovolémique majeur, par exemple à la suite d'une hémorragie massive, des secteurs entiers du lit vasculaire sont ainsi fermés à partir d'une pression transmurale seuil (inférieure à 9 kPa pour les artères rénales), alors que les fermetures des artères cérébrales interviennent pour une pression beaucoup plus basse.

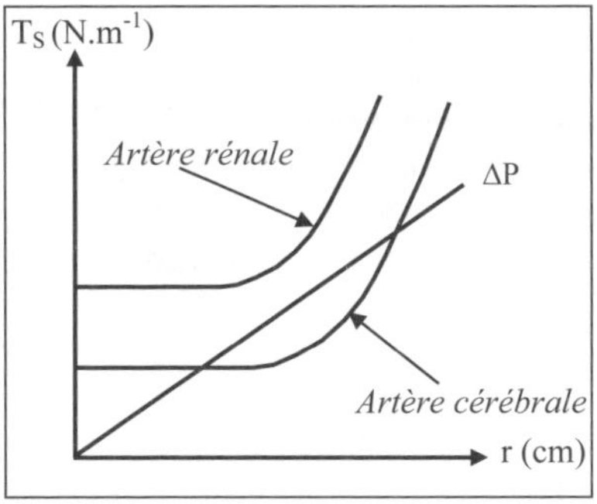

Figure 2.17 Préservation de la vascularisation cérébrale en cas de choc hypovolémique

L'effet de l'âge sur le tonus vasculaire est également une

conséquence de la structure histologique. Avec l'âge la paroi des artères se fibrose ce qui se traduit par une augmentation du nombre de fibres de collagène et une diminution des fibres d'élastine. Le module de Young des fibres de collagène étant très élevé, la pente de la composante élastique de la tension superficielle augmente progressivement.

Il en résulte une augmentation de la rigidité artérielle et une perte des propriétés de vasomotricité entraînant une mauvaise adaptation Δr du rayon artériel aux variations de pression artérielle (figure 2.18).

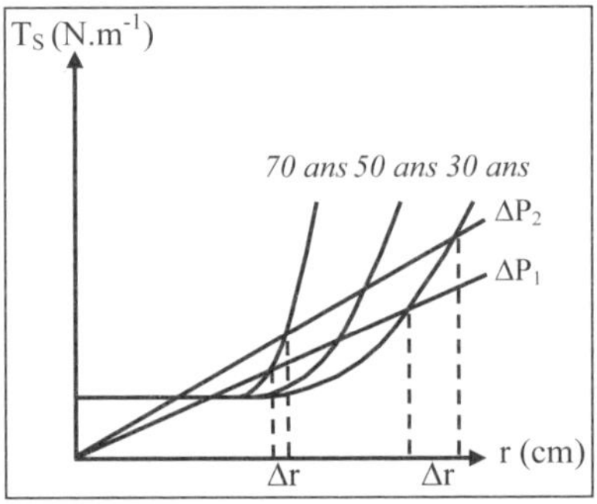

Figure 2.18 Effet de l'âge sur la vasomotricité

IV. Effet capacitif de l'aorte et de gros vaisseaux

Le caractère pulsatile du débit sanguin à la sortie des ventricules pourrait se traduire, s'il ne devenait pas progressivement continu, par une fermeture en diastole des artères périphériques car leur tonus actif est insuffisant.

L'aorte et les gros vaisseaux vont assurer l'amortissement du débit sanguin périphérique et être à l'origine d'une pression artérielle non nulle, et d'un débit sanguin diastolique minimal.

Cet amortissement est rendu possible car l'aorte et les gros vaisseaux sont essentiellement élastiques. Ils se distendent facilement, lors de l'augmentation de la pression, de telle sorte qu'il existe une relation linéaire entre la variation de volume de l'aorte et des gros vaisseaux dV et la variation de pression dP en sortie du ventricule gauche. Cette relation s'exprime :

$$dV = CdP$$

avec C, la capacitance du vaisseau de l'ordre de 6 $cm^3.kPa^{-1}$ pour l'aorte chez un sujet de 20 ans, la capacitance diminuant avec l'âge.

Cette propriété de distension, appelé ***effet capacitif***, est à l'origine de la régulation du débit sanguin qui s'accompagne d'une diminution du travail cardiaque associé.

1) Régulation du débit sanguin

L'aorte et les gros vaisseaux peuvent être assimilés à une capacité C capable alternativement de se distendre et de se relâcher, en fonction des variations de pression P_A associées à l'alternance systole diastole, de la même façon qu'une capacité électrique se charge et se décharge.

A l'opposé, la circulation d'aval (artérioles, capillaires et veines) représente une résistance R à l'écoulement du sang (figure 2.19).

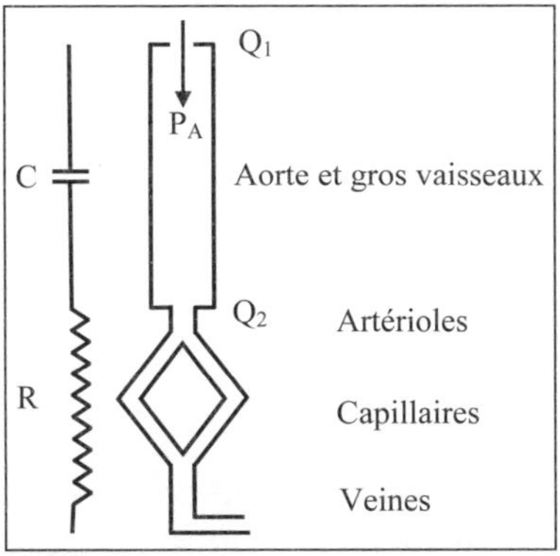

Figure 2.19 Modèle simplifié de la circulation systémique

Les artérioles peuvent également se distendre mais dans des proportions nettement moindres et leur effet capacitif est ainsi négligeable.

Entre deux instants t et t+dt, la variation dV de volume de l'aorte et des gros troncs en fonction du cycle cardiaque et de la quantité de sang éjectée est telle que :

$$dV = V_1 - V_2$$

avec V_1 le volume de sang entrant, soit le volume de sang issu du ventricule gauche et V_2 le volume de sang sortant des gros vaisseaux vers les artérioles.

Les débits instantanés en entrée Q1 et en sortie Q2 sont reliés par la relation :

$$\frac{dQ_2}{Q_2 - Q_1} = \frac{-1}{RC} dt$$

Démonstration

Entre t et dt, les volumes V_1 et V_2 entrant et sortant valent respectivement :

$$V_1 = Q_1 dt \quad \text{et} \quad V_2 = Q_2 dt$$

par ailleurs : $dV = CdP_A = V_1 - V_2 = Q_1 dt - Q_2 dt = (Q_1 - Q_2)dt$

avec Q_1 le débit entrant constant en systole et nul en diastole et Q_2 le débit de sortie lié aux résistances périphériques R tel que, d'après la loi d'Ohm de l'hémodynamique :

$$Q_2 = \frac{P_A}{R} \quad \rightarrow \quad dP_A = RdQ_2$$

d'où $CdP_A = RCdQ_2 = (Q_1 - Q_2)dt$

et finalement $\frac{dQ_2}{Q_2 - Q_1} = \frac{-1}{RC} dt$

La résolution de cette équation différentielle permet de déterminer Q_2 qui devient plus régulier au cours du temps. Elle s'exprime :

$$\text{Log}(Q_2 - Q_1) = \frac{-t}{RC} + \log K$$

$$\rightarrow \quad Q_2 = Q_1 + Ke^{-\frac{t}{RC}}$$

La constante K est déterminée en tenant compte successivement de la systole et de la diastole. A t=0, c'est-à-dire alternativement en début de systole et en début de diastole, le terme exponentiel est égal à 1 et la constante K vaut :

$$K = Q_2 - Q_1$$

- En début de systole le débit sortant Q_{2S} est inférieur au débit entrant Q_1, K est négatif et :

$$Q_2 = Q_1 + Ke^{-\frac{t}{RC}} = Q_1 - |K|e^{-\frac{t}{RC}}$$

La courbe correspondante a l'allure d'une exponentielle positive.

- En début de diastole le débit entrant Q_1 est nul, K correspond alors au débit sortant en début de diastole Q_{2D} et :

$$Q_2 = Q_1 + Ke^{-\frac{t}{RC}} = Q_{2D}e^{-\frac{t}{RC}}$$

La courbe correspondante a désormais l'allure d'une exponentielle négative. La représentation graphique (figure 2.20) de Q_2 sur l'ensemble du cycle cardiaque correspond à une courbe amortie avec une alternance exponentielle positive, exponentielle négative.

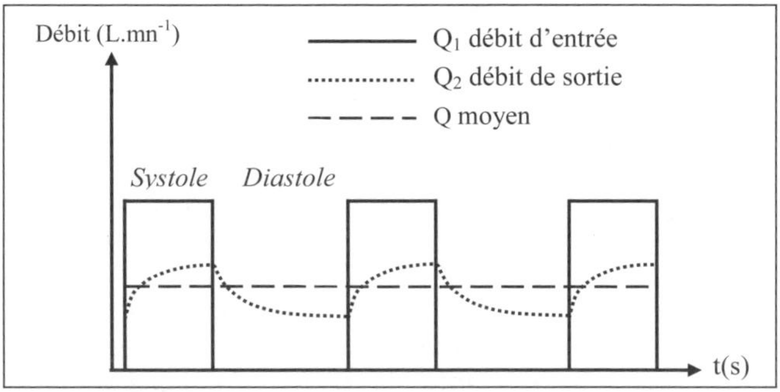

Figure 2.20 Adaptation du débit sanguin sous l'action des parois vasculaires de l'aorte et des gros vaisseaux

Par conséquent, à chaque systole les gros troncs absorbent une partie de l'énergie du cœur pour la restituer progressivement lors de la diastole.

Avec l'âge et dans certains états pathologiques comme l'athérosclérose, l'aorte et les gros vaisseaux deviennent rigides et peu élastiques. La capacitance C diminue et la pente de l'exponentielle augmente (figure 2.21). Le débit de sortie est alors mal régulé et reste en grande partie pulsatile.

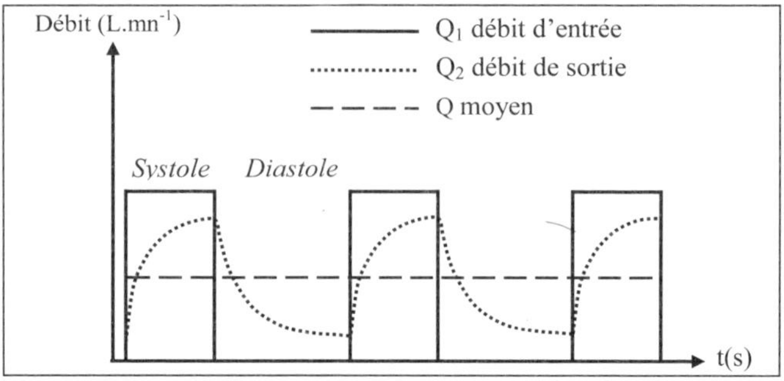

Figure 2.21 Débit de sortie pulsatile associé à une capacitance diminuée.

2) Diminution du travail cardiaque

Le travail du cœur peut être estimé par la puissance mécanique P fournie par le cœur pour assurer le débit sanguin (cf chapitre 3 - loi d'Ohm hémodynamique). Elle s'exprime :

$$P = RQ_2{}^2$$

La valeur estimée de la puissance mécanique dépend de la capacitance de l'aorte et des gros vaisseaux. Pour le démontrer, considérons deux situations extrêmes (figure 2.22) pour lesquelles la capacitance est soit nulle (artère totalement rigide) soit infinie (artère parfaitement élastique).

- Dans le premier cas (C=0), le débit de sortie Q_2 est égal à Q_1, c'est-à-dire constant pendant la systole et nul en diastole. D'après la relation précédente, la puissance cardiaque est alors égale à :

$$P_{C=0} = RQ_1{}^2 \frac{\tau}{T}$$

avec T la durée du cycle cardiaque et τ la durée de la systole.

- Dans le second cas (C= ∞) le débit de sortie Q_2 est constant et égal au débit moyen sur toute la durée de cycle soit :

$$Q_2 = \overline{Q} = Q_1 \frac{\tau}{T}$$

La puissance fournie vaut :

$$P_{C=\infty} = R(Q_1 \frac{\tau}{T})^2 = RQ_1{}^2 (\frac{\tau}{T})^2$$

le terme $\frac{\tau}{T}$ étant inférieur à 1, $P_{C=\infty}$ est forcément inférieure à $P_{C=0}$.

Cela traduit le fait qu'une aorte parfaitement élastique nécessite un travail cardiaque inférieur à celui d'une aorte totalement rigide. Par conséquent, plus les gros troncs sont élastiques plus la puissance fournie par le cœur pour assurer le débit est faible.

A l'inverse, il faut plus d'énergie chez le sujet âgé car la capacitance diminue du fait de la fibrose. Il en va de même en cas d'athérosclérose du fait de la perte d'élasticité par accumulation de lipides (cholestérol LDL) au niveau de l'intima.

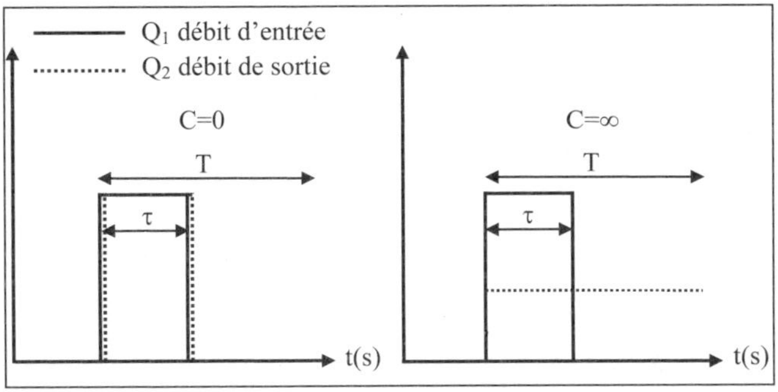

Figure 2.22 Débit en sortie de l'aorte et des gros vaisseaux pour des artères parfaitement élastiques (C=0) et totalement rigide (C=∞)

DYNAMIQUE DES FLUIDES

Les fluides sont facilement déformable et peuvent s'écouler. Ils sont soumis à des frottements internes à l'origine de leur viscosité. L'objectif de ce chapitre est de mettre en place, à partir de ces propriétés d'écoulement et de viscosité, les lois fondamentales de la mécanique des fluides. Associées aux propriétés rhéologiques du sang et des vaisseaux, elles représentent les bases nécessaires à la compréhension des mécanismes biophysiques de la circulation sanguine.

I. Statique d'un liquide incompressible et isotherme

1) Loi de Pascal

La ***loi de Pascal*** décrit les conditions d'équilibre d'un liquide immobile, incompressible et isotherme, c'est-à-dire dont la masse volumique est uniforme dans le temps et l'espace. Encore appelé loi de la statique des fluides, cet équilibre s'exprime :

$$P + \rho g h = Cte$$

avec P la pression du fluide (Pa), ρ la masse volumique du fluide ($Kg.m^{-3}$), g l'accélération liée à la pesanteur (9,81 $m.s^{-2}$) et h la hauteur à la laquelle se situe le fluide selon la direction verticale orientée positivement vers le haut (m).

La loi de Pascal établit la relation entre la pression du fluide et sa hauteur (figure 3.1). Ainsi, si dans un tube en U, deux points 1 et 2 sont situés à des hauteurs différentes tel que $h_1 > h_2$:

$$P_1 + \rho g h_1 = P_2 + \rho g h_2$$

alors $P_1 < P_2$. Par contre si deux point 1 et 3 sont situés à la même hauteur tel que $h_1 = h_3$, alors $P_1 = P_3$ et :

$$P_1 + \rho g h_1 = P_3 + \rho g h_3$$

D'après la loi de Laplace, pression et hauteur varient en sens opposés. Par conséquent, la pression est la même en tout point d'un liquide situé à la même hauteur. La loi de Laplace peut également s'écrire :

$$\Delta P = P_2 - P_1 = \rho g \Delta h$$

avec Δh la différence d'altitude entre deux points. Cette dernière formulation est encore appelée *principe fondamental de l'hydrostatisme*.

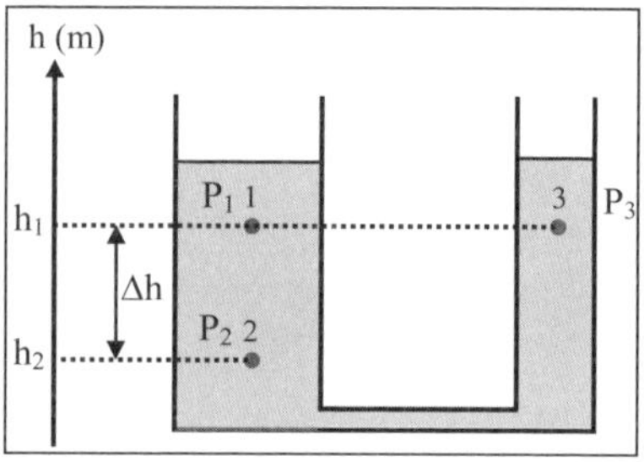

Figure 3.1 Loi de Pascal

2) Unités de Pression

Selon le Système International, l'unité de pression légale est le Pascal qui représente le rapport d'une force par unité de surface avec 1 Pa = 1 N. m^{-2}.

Peuvent également être utilisés le Bar qui vaut 10^5 Pa (fréquemment utilisé en météorologie) et l'atmosphère qui vaut 1,013 Bar, soit approximativement 10^5 Pa.

Deux unités sont également communément utilisées en médecine et en physiologie, le millimètre de mercure (mm Hg) égale à 133,4 Pa et le centimètre d'eau (cm eau) pour la mesure de la pression veineuse et du liquide céphalorachidien égale à $0{,}98.10^2$ Pa.

3) Pression physiologiques

a) Pression artérielle

La pression artérielle correspond à la différence de pression transmurale, encore appelée différence de pression hydrostatique, dans les artères. Elle varie en fonction du cycle cardiaque pour être maximale au moment de la contraction du cœur. La pression artérielle représente la force qui permet de faire circuler le sang dans l'ensemble des circulations respiratoire et systémique.

Elle est mesurée par un brassard à tension et un stéthoscope (figure 3.2). Il s'agit d'amener d'abord la pression du brassard à une valeur supérieure à la pression systolique pour bloquer la circulation artérielle dans le bras. On laisse ensuite la pression du brassard diminuer progressivement jusqu'à la valeur limite à partir de laquelle la pression artérielle est suffisante pour laisser de nouveau passer le sang dans l'artère. C'est *la pression systolique*. En poursuivant le dégonflage, on amène la pression du brassard à une valeur à partir de laquelle il n'y a plus d'obstacle au flux artériel même lorsque le cœur est en diastole. C'est la *pression diastolique*.

La pression doit s'exprimer en kPa mais l'usage du centimètre de mercure (cm Hg) reste tenace. Ainsi une pression, ou une tension, artérielle de 12 correspond à 12 cm Hg. Le tableau 3.I reprend les valeurs normales pour un adulte de la pression artérielle.

L'hypertension artérielle est définie par une valeur supérieure à 14 cm Hg pour la pression systolique et 9 cm Hg pour la pression diastolique.

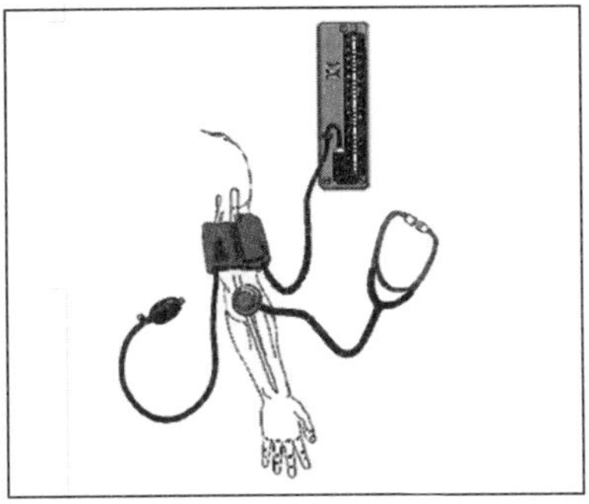

Figure 3.2 Mesure de la pression artérielle

	kPa	cm Hg
Pression systolique	17	13
Pression diastolique	10	8
Pression moyenne	13	10

Tableau 3.I Valeurs normales de la pression artérielle chez l'adulte

b) Pression veineuse

La pression veineuse est la pression exercée par le sang sur les parois des veines. On distingue la pression veineuse périphérique, mesurée par ponction d'une veine au pli du coude sur un sujet allongé, généralement comprise entre à 3 et 12 cm d'eau, de la pression veineuse centrale.

La pression veineuse centrale est mesurée (figure 3.3) par cathétérisme dans la veine cave supérieure à l'entrée de l'oreillette droite. Sa valeur normale est inférieure à 8 cm d'eau. Souvent mesurée dans les services de réanimation, elle peut devenir nulle ou négative en cas de choc hypovolémique.

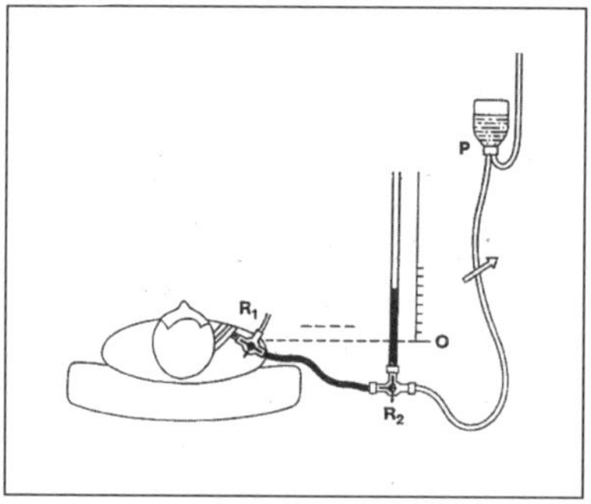

Figure 3.3 Mesure de la pression veineuse centrale

c) Pression du liquide céphalorachidien (LCR)

Mesurée au décours d'une ponction lombaire (figure 3.4), la pression du LCR, de l'ordre de 10 à 15 cm d'eau soit environ 1 à 1,5 kPa, est le reflet de la pression intracérébrale.

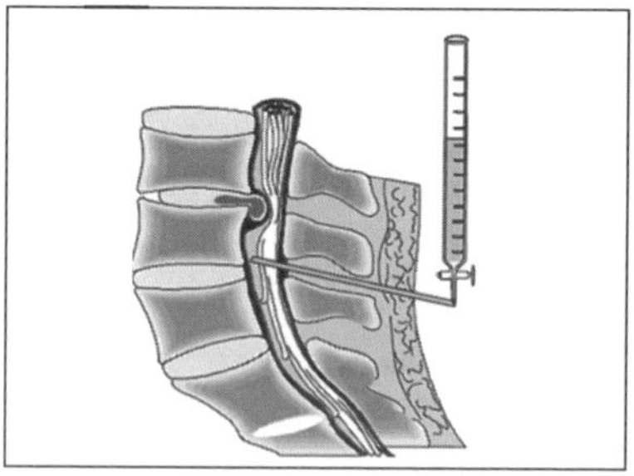

Figure 3.4 Mesure de la pression du LCR

La pression du LCR est augmentée (supérieur à 15 cm d'eau) en cas d'hypertension intra crânienne, ce qui traduit l'augmentation de la pression à l'intérieur de la boite crânienne. La cause peut en être une augmentation du volume du liquide céphalo-rachidien (excès de synthèse ou défaut de résorption, notamment par blocage de circulation vers les lieux de résorption), une augmentation de la masse cérébrale (œdème, processus expansif intracérébral), ou un processus expansif intracrânien extracérébral (hématome extra ou sous-dural, méningiome).

On observe une relation exponentielle entre la pression intracrânienne et le volume intracérébral de telle sorte qu'en phase de décompensation, une augmentation rapide de la pression intracrânienne survient pour une augmentation minime du volume. La courbe correspondante est appelée *courbe de Langfit* ou courbe de compliance (figure 3.5).

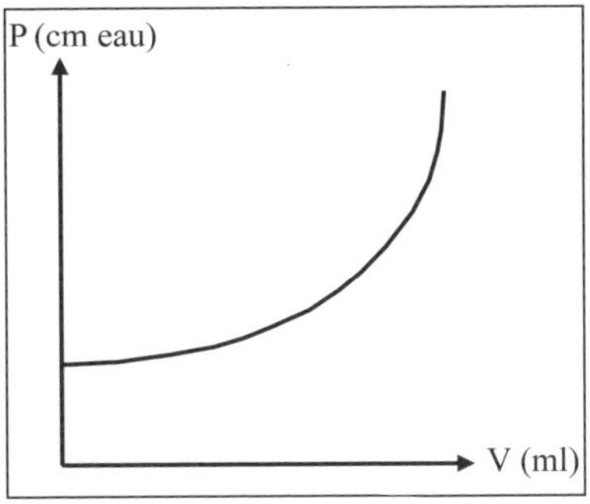

Figure 3.5 Courbe pression volume intracrânien (courbe de Langfit)

d) **Pression intraoculaire**

La pression intraoculaire correspond à la pression de l'humeur aqueuse. La pression intraoculaire contribue à maintenir le globe oculaire en état de distension permanente, condition pour le bon fonctionnement du système optique oculaire. Elle résulte principalement d'un équilibre dynamique entre formation et élimination de l'humeur aqueuse, équilibre sous la dépendance d'influences vasculaires, hormonales et nerveuses.

Lorsque la circulation liquidienne est équilibrée, la pression intraoculaire normale est d'environ 15 mm Hg (2 kPa). Pour mesurer la pression intraoculaire, on peut utiliser un tonomètre à air pulsé. Le principe réside dans le fait que la cornée subit une déformation par un jet d'air envoyé en son centre. Cette déformation varie suivant la pression de l'œil. L'appareil mesure cette déformation.

Dans l'œil glaucomateux, il se produit une augmentation de la pression intraoculaire supérieure à 21 mm Hg pouvant atteindre 100 mm Hg dans le glaucome aigu.

4) Variation de pression avec la posture

De la loi de Pascal et du principe fondamental de l'hydrostatisme découle une conséquence importante : la pression artérielle mesurée dépend de la position du patient et du niveau de mesure. Si le sujet est debout, d'après la relation :

$$\Delta P = P_2 - P_1 = \rho g \Delta h$$

Lorsque la mesure est effectuée en deux points situés à des hauteurs différentes, la pression artérielle mesurée au point le plus élevé sera inférieure à celle mesurée plus bas. C'est ainsi que pour une pression mesurée au niveau du cœur de l'ordre de 13 kPa, celle-ci sera mesurée à 8 KPa au niveau de la tête et 23 kPa au niveau des pieds (figure 3.6).

A l'inverse la pression est constante quelque soit le point de mesure si le sujet est couché. Il convient donc de mesurer la pression artérielle en position couchée, d'autant que ceci favorise la mise au repos du patient.

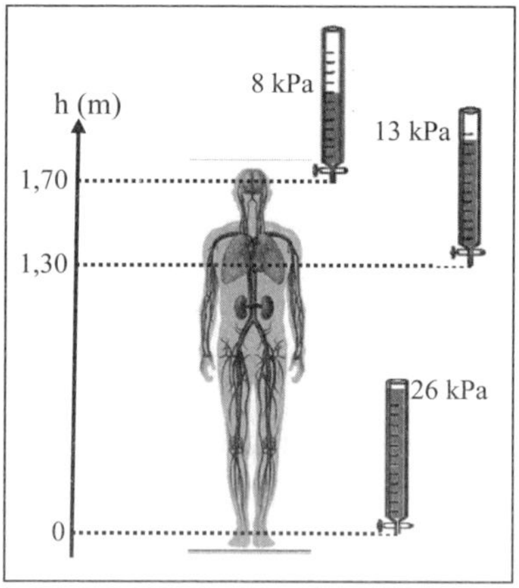

Figure 3.6 Variations de la pression artérielle mesurée debout

II. Dynamique d'un fluide incompressible

1) Débit d'un fluide

Soit un fluide incompressible circulant dans un cylindre de section S avec une vitesse moyenne des particules du fluide v (figure 3.7), chaque particule ayant sa propre vitesse. Si L représente la longueur du cylindre parcourue pendant un intervalle de temps Δt tel que $\Delta t = t_2 - t_1$, alors $L = v\Delta t$. On en déduit l'expression du débit du fluide Q :

$$Q = \frac{V}{\Delta t} = \frac{v\Delta t S}{\Delta t} = Sv \ (m^3 s^{-1})$$

avec V le volume de fluide passant pendant l'intervalle Δt à travers la section S.

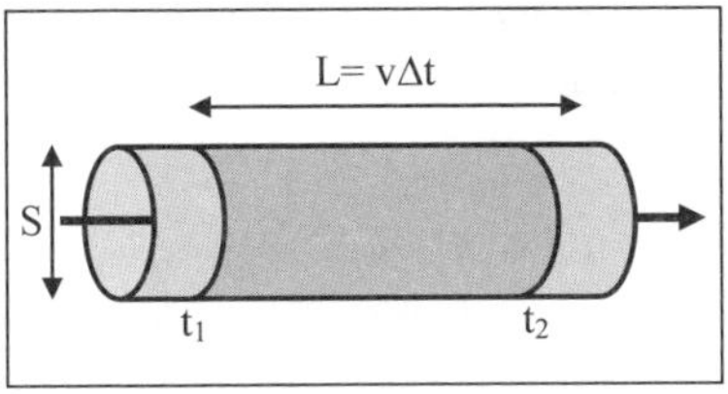

Figure 3.7 Débit d'un fluide

D'après la relation précédente et en l'absence de frottement venant s'opposer à l'écoulement (fluide non visqueux), il apparaît que toute diminution de la section S s'accompagne d'une augmentation de la vitesse pour maintenir le débit constant. Ainsi,Vitesse et section varient en sens inverse (figure 3.8).

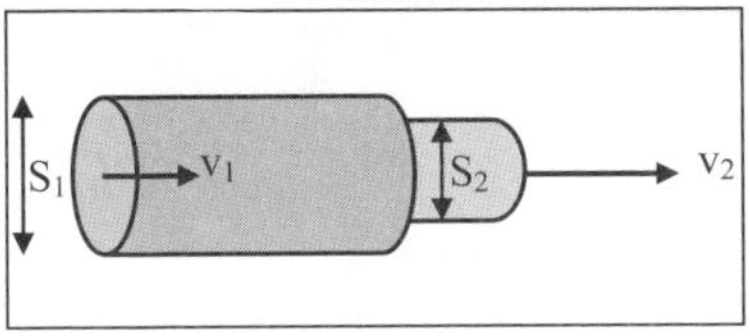

Figure 3.8 Relation vitesse section d'un fluide incompressible

2) Equation de continuité

Lorsqu'un fluide incompressible est en mouvement, la quantité de liquide qui entre dans un volume donné est, à tout instant, égale à celle qui en sort. Si S_1 et S_2 représentent les sections d'entrée et de sortie, et v_1 et v_2 les vitesses d'entrée et de sortie (figure 3.9), en l'absence de résistances à l'écoulement, le débit est constant et ***l'équation de continuité*** s'exprime :

$$Q = S_1 v_1 = S_2 v_2$$

Cette équation reflète le principe de la conservation de la matière, en l'absence de perte thermique liée au frottement. Dans ces conditions, le débit est constant quel que soit le rayon du conduit. Lorsque l'équation de continuité est vérifiée, le fluide est assimilé à un fluide parfait.

3) Théorème de Bernouilli

Un fluide incompressible parfait en mouvement, présentant un écoulement laminaire sans tourbillon, est caractérisé par une énergie totale constante dans le temps et l'espace, de telle sorte que la somme de son énergie potentielle et de son énergie cinétique soit constante (figure 3.9).

En mécanique des fluides énergies et pressions sont considérées comme des grandeurs équivalentes, une pression représentant une énergie par unité de volume. Aussi est-il habituel d'exprimer les bilans énergétiques à partir des pressions.

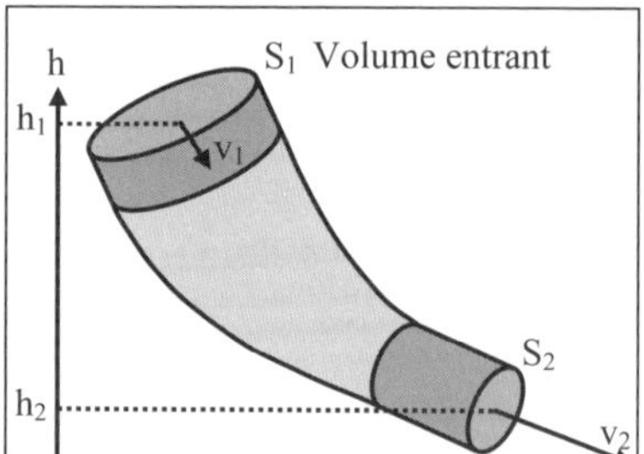

Figure 3.9 Equation de continuité et théorème de Bernouilli

Dans ces conditions :

- L'énergie potentielle E_P ou *composante statique* représente l'énergie statique du fluide, soit la somme de son énergie interne de pression et l'énergie gravitationnelle due à la pesanteur, tel que :

$$E_P = P + \rho gh$$

- L'énergie cinétique E_C ou *composante dynamique* correspond à la pression provoquée par le déplacement du fluide, soit :

$$E_C = \frac{1}{2}\rho v^2$$

L'énergie totale du fluide en mouvement est appelée charge. Elle s'exprime en unité de pression (Pa). Le théorème de Bernouilli exprime la constance de la charge. Il s'énonce :

Théorème de Bernouilli : un fluide incompressible et parfait possède une charge E constante tout au long du conduit, soit :

$$E = E_P + E_C = P + \rho gh + \frac{1}{2}\rho v^2 = Cte$$

Entre deux points 1 et 2 situés à distance l'un de l'autre la conservation de la charge s'exprime :

$$P_1 + \rho gh_1 + \frac{1}{2}\rho {v_1}^2 = P_2 + \rho gh_2 + \frac{1}{2}\rho {v_2}^2$$

4) Conséquences du Théorème de Bernouilli

a) Fluide au repos

Lorsqu'un fluide est au repos, son énergie cinétique est nulle, le théorème de Bernouilli s'exprime :

$$P + \rho gh = Cte$$

La loi de Pascal n'est qu'un cas particulier du théorème de Bernouilli.

b) Effet Venturi

Considérons un conduit horizontal de section variable tel que $S_2 < S_1$ (figure 3.10). D'après l'équation de continuité, les particules de fluides sont accélérées au niveau de la section rétrécie 2, tel que $v_2 > v_1$.

La hauteur h étant constante, le Théorème de Bernouilli s'écrit

$$P_1 + \frac{1}{2}\rho v_1{}^2 = P_2 + \frac{1}{2}\rho v_2{}^2$$

La vitesse v_2 dans la section rétrécie étant supérieure à celle du secteur le plus large, la pression correspondante P_2 est inférieure à P_1. Par conséquent, dans les secteurs rétrécis d'un conduit la pression est plus faible : c'est *l'effet Venturi.*

L'effet Venturi peut être utilisé pour créer une dépression et ainsi réaliser une aspiration, par exemple des voies aériennes supérieures. C'est le principe des aspirateurs de liquides ou de mucosités branchés sur les détendeurs des bouteilles d'O_2 médical.

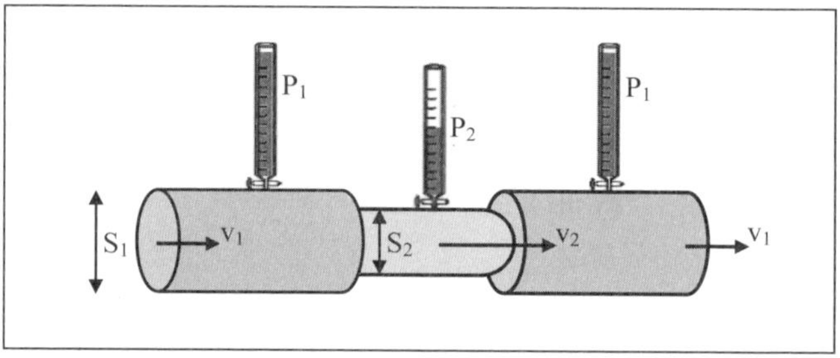

Figure 3.10 Effet Venturi

c) Tubes de Pitot

Pour un fluide en mouvement, la pression mesurée dans un conduit dépend de la position du manomètre par rapport au flux de liquide en raison de l'influence de l'énergie cinétique (figure 3.11).

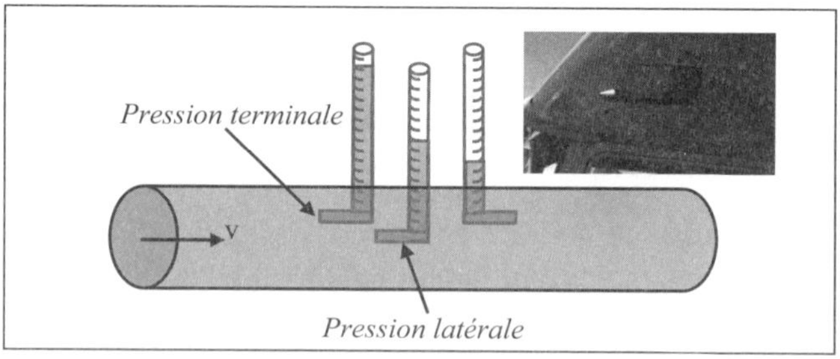

Figure 3.11 Tubes de Pitot

Si l'embouchure du manomètre est parallèle à l'écoulement du fluide et est ouvert en son bout, face au flux, la pression à l'intérieur de celui-ci est la pression totale, somme des composantes statique et dynamique. La pression ainsi mesurée est appelée *pression terminale*.

Lorsque l'extrémité du manomètre est perpendiculaire au flux la pression mesurée correspond à la seule composante statique. C'est la *pression latérale* qui est inférieure à la pression terminale. La différence entre les pressions terminale et latérale est égale à :

$$\Delta P = \frac{1}{2}\rho v^2$$

Cette différence explique les variations de pression qui peuvent être observées, en fonction de l'orientation du manomètre, lorsque la mesure est effectuée par un manomètre placé à l'extrémité d'un cathéter. En outre, si le manomètre est orienté en sens opposé au flux, la pression mesurée est inférieure à la pression latérale.

La vitesse d'écoulement peut se déduire de la relation précédente :

$$v = \sqrt{\frac{2\Delta P}{\rho}}$$

Les sondes ou tubes de Pitot sont utilisés en aéronautique, pour mesurer la vitesse de déplacement d'un aéronef.

5) Dynamique d'un fluide réel

Il n'existe pas de fluide parfait, puisqu'un tel fluide serait en mesure de s'écouler indéfiniment, ce qui n'est bien entendu pas le cas.

Lorsqu'il s'écoule dans un conduit un *fluide réel* est soumis à des forces de frottements internes liées, d'une part aux parois du conduit et, d'autres parts aux interactions entre les différentes couches moléculaires du fluide.

Ces forces de frottements produisent un dégagement de chaleur à l'origine d'une perte de charge sur toute la longueur du conduit (figure 3.12).

Entre deux points 1 et 2 situés à distance l'un de l'autre l'équilibre énergétique s'écrit :

$$P_1 + \rho gh + \frac{1}{2}\rho v_1{}^2 = P_2 + \rho gh + \frac{1}{2}\rho v_2{}^2 + \Delta E$$

avec ΔE, la perte de charge E_1-E_2, le point 2 se situant en aval du point 1. Elle correspond à la quantité de chaleur C_D dissipée par unité de volume de fluide entre les deux points. En tout point du conduit :

$$E + C_D = P + \rho gh + \frac{1}{2}\rho v^2 + C_D = Cte$$

La charge E diminue tout au long du conduit tel que $E_1 > E_2$.

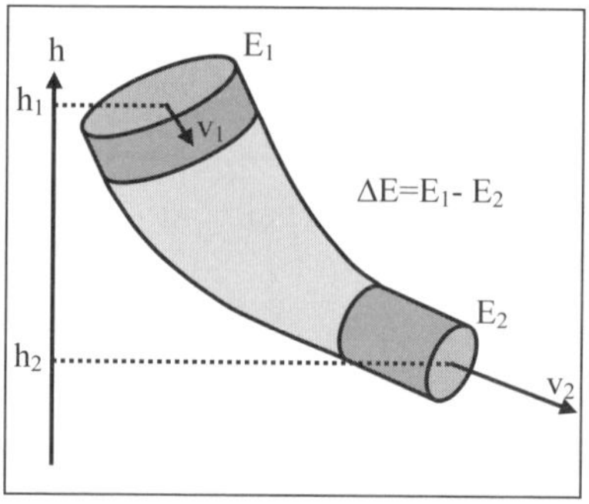

Figure 3.12 Perte de charge d'un fluide réel

Les frottements à l'origine de la perte de charge jouent le même rôle qu'une résistance lors du passage du courant électrique. Par analogie, l'écoulement d'un fluide réel dans un conduit peut être assimilé à un courant électrique continu. Le débit Q (énergie par unité de volume) du fluide et sa charge E (volume par seconde) correspondent respectivement à l'intensité du courant (nombre de charge par seconde) et au potentiel électrique (Energie par quantité d'électricité).

Sachant que la puissance dépensée entre deux points par le courant est égale au produit de son intensité par la différence de potentiel, la puissance dépensée le long du conduit par l'écoulement sera égale à :

$$P = (E_1 - E_2)Q \quad (\text{W ou N.m.s}^{-1})$$

6) Viscosité d'un fluide réel

Les interactions entre les différentes couches moléculaires d'un fluide et les forces de frottement qui en résultent sont, avec les frottements des parois, à l'origine de la perte de charge. La viscosité du fluide traduit l'importance de ces interactions entre couches moléculaires et plus particulièrement des forces de cisaillement mises en jeu lors du glissement, les unes sur les autres, des lames parallèles de fluide.

L'écoulement d'un fluide dans un conduit peut en effet s'apparenter au glissement de lames concentriques de vitesse variable, vitesse qui diminue du centre vers la périphérie (figure 3.13). La viscosité est due à ces frottements qui s'opposent au glissement des couches fluides les unes sur les autres.

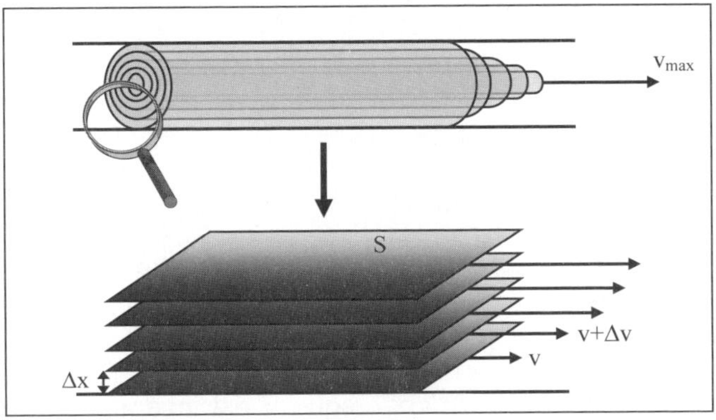

Figure 3.13 Ecoulement d'un fluide réel en lame concentrique

La force de frottement qui s'exerce entre deux lames concentriques est égale à :

$$F = \eta S \frac{\Delta v}{\Delta x}$$

avec S la surface de contact, Δx la distance et Δv la différence de vitesse d'écoulement entre deux lames contigües.

Le rapport $\frac{\Delta v}{\Delta x}$ représente le gradient de vitesse ou ***taux de cisaillement*** (s^{-1}) entre deux lames.

Par définition, le coefficient de viscosité η est le coefficient de proportionnalité entre le produit de la surface de contact et du taux de cisaillement d'une part, et la force de frottement d'autre part. Il s'exprime dans le Système International en Pa.s qui équivaut à 1 Poiseuille (Pl) ou 10 Poises (Po).

La viscosité d'un fluide (tableau 3.II) varie en fonction de sa température, des conditions de pression et des actions mécaniques auxquelles il est soumis. Lorsque la température augmente η diminue.

Fluide	(Pa.s)
Air (20°C)	$1{,}8.10^{-5}$
Eau (20°C)	10^{-3}
Eau (37°C)	$0{,}7.10^{-3}$
Plasma (37°C)	$1{,}4.10^{-3}$
Sang (37°C)	$5\text{-}8.10^{-3}$
Glycérine (20°C)	0,8

Tableau 3.II Coefficient de viscosité de quelques fluides

La relation entre le coefficient de viscosité et le taux de cisaillement permet de distinguer les fluides newtoniens des fluides non newtoniens (cf chapitre 1 - Liquide visqueux).

Un ***fluide est newtonien*** lorsque η est indépendant du taux de cisaillement. Dans ce cas la relation entre la force de frottement et le taux de cisaillement s'applique parfaitement. C'est notamment le cas de l'eau.

A l'inverse un ***fluide est non newtonien*** si η varie en fonction du taux de cisaillement et donc de la vitesse du fluide. C'est le cas du sang qui contient des macromolécules et des cellules (cf chapitre 4 - Hémodynamique).

III. Régimes d'écoulement des fluides newtoniens

Un fluide visqueux newtonien peut présenter deux régimes d'écoulement, laminaire et turbulent, en fonction de la vitesse moyenne des molécules, de sa viscosité et de la section du conduit. Les conditions d'écoulement d'un fluide non newtonien étant complexe, elles ne seront pas étudiées dans ce chapitre général consacré à la dynamique des fluides. Le cas particulier du sang fera l'objet du chapitre suivant consacré à l'hémodynamique.

1) Régime laminaire et loi de Poiseuille

Lorsque la vitesse moyenne V_{moy} d'un fluide ne dépasse pas un certain seuil, le régime d'écoulement est laminaire, c'est-à-dire caractérisé par une trajectoire linéaire (figure 3.14). Les lames de fluide se déplacent parallèlement les unes aux autres. En régime d'écoulement laminaire, le profil de vitesse est parabolique.

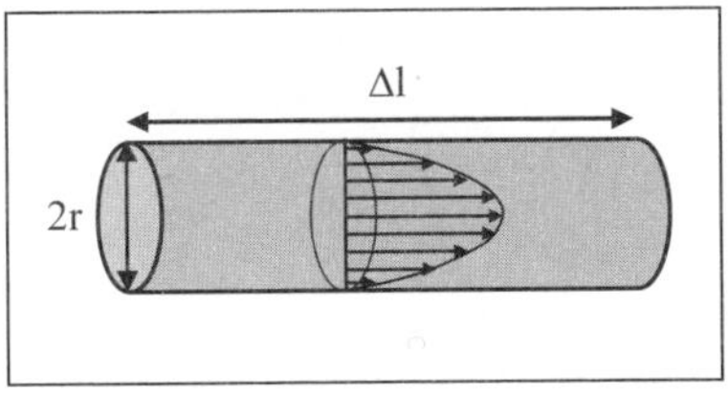

Figure 3.14 Profil de vitesse parabolique d'un écoulement laminaire

Le profil parabolique est caractérisé par une vitesse qui est maximale sur l'axe du conduit V_{max} et égale à :

$$v_{max} = \frac{r^2}{4\eta}\frac{\Delta E}{\Delta l}$$

avec r le rayon du conduit et $\frac{\Delta E}{\Delta l}$ la perte de charge par unité de longueur de conduit.

La vitesse décroit pour devenir nulle au niveau des parois du conduit, en raison des frottements qu'elles engendrent, ce qui provoque une adhésion du fluide à la surface des parois.

La ***loi de Poiseuille*** quantifie le débit Q d'un écoulement laminaire. Il s'obtient par intégration de la relation précédente :

$$Q = \frac{\pi r^4}{8\eta}\frac{\Delta E}{\Delta l} \qquad (m^3.s^{-1})$$

D'après la loi de Poiseuille, le débit est directement proportionnel à la perte de charge, c'est-à-dire au gradient de pression et inversement proportionnel à la viscosité du fluide. Il est également très sensible aux variations de rayon. Toute réduction d'un facteur 2 du calibre du conduit entraîne une division par 16 du débit.

Par conséquent, seule une forte modification du gradient de pression peut maintenir le débit constant, lors d'une variation du rayon du conduit. La vitesse moyenne d'écoulement peut se déduire de la loi de Poiseuille :

$$v_{moy} = \frac{Q}{S} = \frac{Q}{\pi r^2} = \frac{r^2}{8\eta}\frac{\Delta E}{\Delta l} = \frac{v_{max}}{2}$$

La loi de Poiseuille permet également d'estimer la perte de charge ΔE entre 2 points du conduit (figure 3.12) :

$$\Delta E = \frac{8\eta\Delta l}{\pi r^4} Q$$

Par analogie avec le courant électrique continu, cette relation constitue la ***loi d'Ohm*** de la dynamique des fluides newtoniens en régime laminaire. La résistance mécanique à l'écoulement associée aux frottements des parois et à la viscosité du fluide s'exprime :

$$R = \frac{8\eta\Delta l}{\pi r^4}$$

Le tableau 3.III résume les grandeurs fondamentales de la dynamique des fluides newtoniens en régime laminaire.

	Dynamique des fluides	Electricité
Ecoulement	Débit Q	Intensité I
Perte de charge	Perte de charge ΔE	Différence de potentielle ΔV
Résistance	$R = \frac{8\eta}{\pi r^4}\Delta l$	$R = \frac{\rho}{\pi r^2}\Delta l$
Loi d'Ohm	$\Delta E = RQ$	$\Delta V = RI$
Puissance	$P = \Delta EQ = RQ^2$	$P = \Delta VI = RI^2$

Tableau 3.III Analogie dynamique des fluides - courant électrique continu (ρ : résistivité)

Conséquence directe de la loi d'Ohm, la résistance mécanique résultante R d'un ensemble de N conduits en série est égale à la somme des résistances de chaque conduit :

$$R = \sum_{i=1}^{N} R_i$$

Si les conduits sont disposés en parallèle, la résistance mécanique résultante s'exprime :

$$\frac{1}{R} = \sum_{i=1}^{N} \frac{1}{R_i}$$

La circulation sanguine est un exemple type d'association de vaisseaux en série et en parallèle. Ainsi, la circulation rénale se caractérise par la succession au niveau glomérulaire puis tubulaire de deux réseaux d'artérioles et de capillaires en parallèle.

2) Régime turbulent

Lorsque la vitesse d'un fluide augmente et prend un caractère tourbillonnaire, le régime devient turbulent Les écoulements turbulents se caractérisent par un comportement difficilement prévisible qui est la conséquence d'une énergie cinétique intense devant les forces de viscosité que le fluide oppose pour se déplacer.

En régime turbulent, la vitesse en un point varie de façon aléatoire en direction et en module, de telle sorte que l'écoulement contient un grand nombre de tourbillons de taille très variée.

Il en résulte un profil de vitesse non plus parabolique mais aplati (figure 3.15).

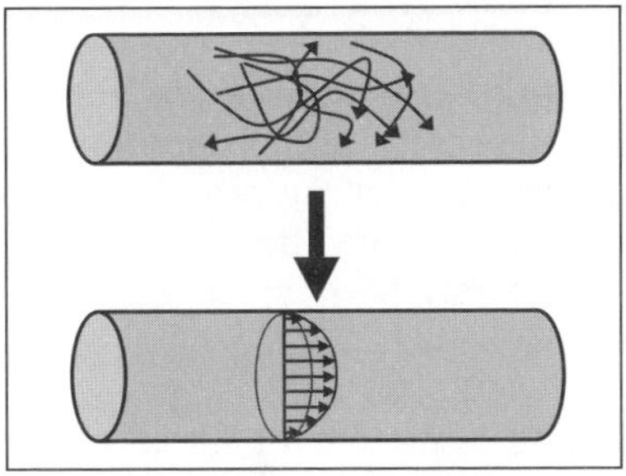

Figure 3.15 Profil de vitesse d'un écoulement turbulent

Ces tourbillons sont bruyants à l'origine lorsqu'ils apparaissent dans la circulation sanguine, de souffles vasculaires à l'auscultation.

La perte de charge n'est plus proportionnelle au débit. Par conséquent les lois de Poiseuille et d'Ohm ne s'appliquent pas. De plus, les turbulences provoquent une forte consommation énergétique.

3) Nombre de Reynolds

D'évidence, l'écoulement sera laminaire à faible vitesse alors que les grandes vitesses provoqueront l'instabilité des particules c'est à dire le caractère turbulent de l'écoulement. En fait, la transition entre écoulement laminaire et turbulent dépend de la vitesse moyenne v_{moy}, mais aussi des caractéristiques (viscosité η, masse volumique ρ) du fluide et du conduit (diamètre d).

L'influence de ces différents paramètres peut être prise en compte par un nombre sans dimension appelé ***nombre de Reynolds*** R_e qui représente le rapport entre les forces d'inertie et les forces visqueuses, tel que :

$$R_e = \frac{\rho v_{moy} d}{\eta}$$

La viscosité stabilise et régularise les écoulements de façon générale de telle sorte qu'un fluide présentant une viscosité importante s'écoulera de façon laminaire.

La valeur du nombre de Reynolds permet de se faire une idée de la stabilité du fluide : quand ce nombre est petit, l'écoulement est laminaire, quand il est grand, l'écoulement est en général instable et turbulent.

Aux faibles valeurs du nombre de Reynolds (inférieures à 2400), les forces de viscosité sont prépondérantes, les lames de fluides glissent les unes sur les autres d'où le caractère laminaire. Aux fortes valeurs du nombre de Reynolds (au-delà d'environ 10000), les forces d'inertie sont si importantes que l'écoulement devient turbulent.

Entre les régimes laminaire et turbulent, on parle de régime transitoire. Le régime transitoire est un régime instable passant d'un régime à l'autre (laminaire et turbulent) sans se fixer vraiment.

4) Application : régimes d'écoulement dans les vaisseaux

En pratique, même si le sang n'est pas à proprement parler un liquide newtonien, l'écoulement sanguin est, dans les conditions physiologiques, presque toujours laminaire. Cela permet d'appliquer les lois de Poiseuille et d'Ohm dans la plupart des cas. Cependant, des régimes turbulents peuvent s'observer dans certaines conditions physiologiques ou pathologiques comme les sténoses artérielles ou les fistules artérioveineuses.

a) Conditions physiologiques de repos

Dans l'aorte, l'écoulement est laminaire avec, pour une vitesse moyenne du sang d'environ 0,4 $m.s^{-1}$, un nombre de Reynolds de l'ordre de 1600 ($d = 0{,}02$ m, $\rho = 1000$ $Kg.m^{-3}$ et $\eta = 5.10^{-3}$ Pa.s).

Dans les autres vaisseaux, l'écoulement est également laminaire, le nombre de Reynolds étant plus bas car le diamètre diminue ainsi que la vitesse moyenne. Cette diminution de la vitesse peut paraître en contradiction avec l'équation de continuité (Sv=Cte). En fait le réseau circulatoire se traduit par une ramification des vaisseaux et il faut tenir compte de la somme des sections de l'ensemble des vaisseaux appartenant à un même ordre de division (figure 3.16). Cette section totale augmente avec chaque ordre de division, ce qui se traduit par une réduction progressive de la vitesse moyenne.

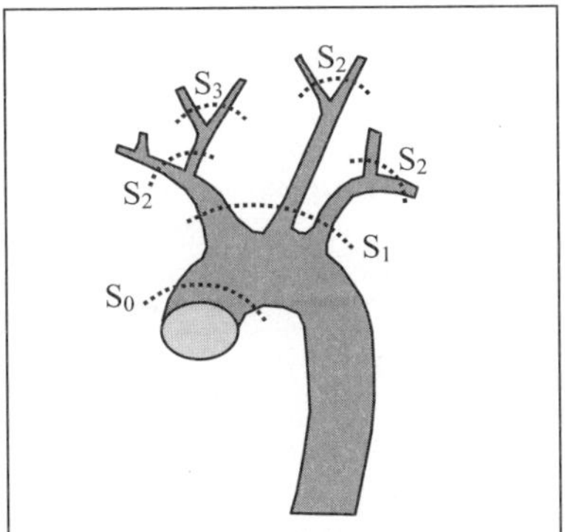

Figure 3.16 Ramification du réseau circulatoire

b) Effort intensif

Lors d'un effort intensif, le débit cardiaque augmente ainsi que la vitesse moyenne, ce qui augmente le nombre de Reynolds et fait apparaître un régime instable pouvant entraîner des turbulences. Ces turbulences peuvent générer un souffle systolique non pathologique, notamment chez les enfants.

c) Anémie

La viscosité du sang d'un sujet présentant une anémie sévère diminue fortement en raison de la réduction du nombre de globules rouges présents. Il s'ensuit une diminution des forces de frottement et une augmentation de la vitesse moyenne du sang. L'augmentation de la vitesse moyenne associée à la diminution de la viscosité se traduit par une augmentation du nombre de Reynolds favorisant l'apparition de turbulences à l'origine d'un souffle systolique cardiaque fonctionnel qui disparait si l'anémie est corrigée.

d) Sténoses artérielles

Au niveau d'une sténose artérielle, par exemple secondaire à une athérosclérose, la vitesse moyenne augmente. En négligeant la perte de charge et d'après l'équation de continuité cette augmentation est associée à une réduction du même ordre de la section du vaisseau. Sachant que $S=\pi r^2$, il apparait que le rayon, et par conséquent le diamètre du vaisseau, diminue moins vite que la vitesse moyenne augmente. L'influence de la vitesse étant alors prépondérante, le nombre de Reynolds augmente avec apparition d'un souffle systolique vasculaire à l'auscultation au niveau de la sténose.

e) Fistules artérioveineuses

Les fistules artérioveineuses sont caractérisées par une communication directe entre le réseau artériel à haute pression et le réseau veineux à basse pression. Ceci se traduit, sur le plan hémodynamique par une perte de charge importante et, d'après la loi de Poiseuille, une augmentation marquée de la vitesse du sang dans la fistule à l'origine d'un écoulement turbulent avec apparition d'un souffle à renforcement systolique.

De telles fistules peuvent notamment s'observer à la suite d'un traumatisme, par exemple un coup de corne dans la cuisse lors d'une corrida à l'origine d'une fistule entre artère et veine fémorales. C'est également le cas de la persistance du canal artériel qui correspond à l'absence de fermeture physiologique du canal artériel à la naissance. Ce canal est un des dispositifs de la circulation sanguine fœtale, il joint l'aorte et l'artère pulmonaire (figure 3.17).

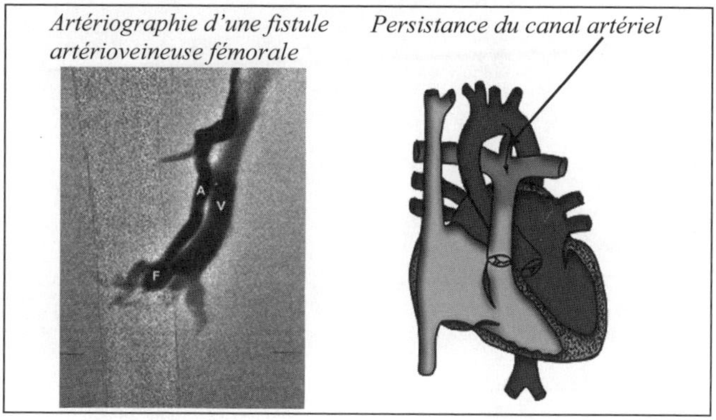

Figure 3.17 Exemples de fistules artérioveineuses

HÉMODYNAMIQUE

Le sang n'est pas une solution simple mais est une suspension de globules dans une solution macromoléculaire, le plasma, riche en protéines (albumine, globulines ...), ce qui lui donne un comportement fortement non newtonien. En outre, la circulation sanguine s'effectue dans un réseau vasculaire extrêmement complexe constitué de vaisseaux de calibre variable dont l'ordre de grandeur va du centimètre pour l'aorte et les gros vaisseaux au micromètre pour les capillaires. Ces différences de calibres sont à l'origine de comportements hémodynamiques variables.

1) Viscosité du sang

La viscosité joue un rôle important en hémodynamique. Du fait de sa composition (suspension de globules dans une solution macromoléculaire), la viscosité sanguine est supérieure à celle de l'eau et du plasma (cf chapitre 3 - tableau 3.II). Elle est de l'ordre, à 37°C et chez le sujet normal, de 5 à 8.10^{-3} Pa.s.

2) Influence de l'hématocrite

La viscosité dépend de l'hématocrite Ht du patient :

$$Ht = \frac{VG}{VG + VP}$$

avec VG et VP les volumes globulaires et plasmatiques. Lorsque l'hématocrite augmente, la proportion de globules, et notamment de globules rouges, augmente ce qui élève la viscosité (figure 4.1).

Dans les conditions physiologiques, l'hématocrite de l'homme est compris entre 0,40 et 0,52. Il est légèrement plus bas chez la femme de l'ordre de 0,37 à 0,47.

Dans certaines situations pathologiques, l'hématocrite peut être anormalement élevé, ce qui provoque une augmentation marquée de la viscosité sanguine à l'origine d'une augmentation des résistances mécaniques à l'écoulement et d'une réduction de la vitesse circulatoire. C'est notamment le cas de la maladie de Vaquez ou polyglobulie essentielle qui correspond à une prolifération myéloïde prédominant sur la lignée érythrocytaire. C'est également le cas pour le dopage à l'EPO ou l'intoxication par le monoxyde de carbone.

Ce ralentissement circulatoire est à l'origine de thromboses veineuses et artérielles pouvant être la cause d'infarctus du myocarde ou d'accidents vasculaires cérébraux.

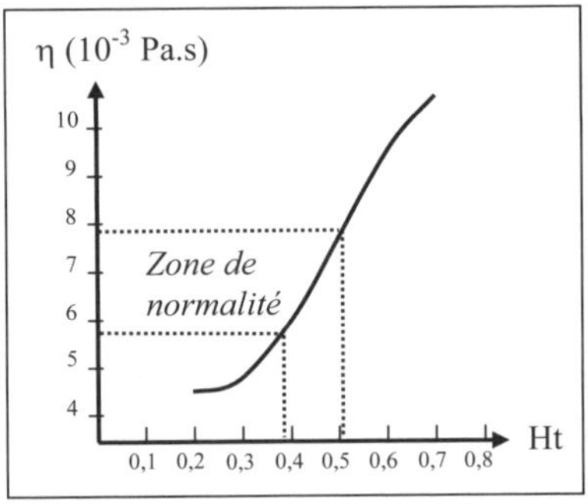

Figure 4.1 Influence de l'hématocrite sur la viscosité sanguine (37°C)

3) Relation viscosité - taux de cisaillement

Le sang n'étant pas un fluide newtonien, taux de cisaillement et viscosité sont interdépendants. Ces deux grandeurs varient en sens inverse. Dans les conditions normales de viscosité, le taux de cisaillement est élevé.

Les forces de pression qui s'exercent sur les globules, notamment les hématies, augmentent et provoquent leur mise en rotation et leur alignement dans l'axe du vaisseau (figure 4.2) laissant la périphérie du vaisseau constitué pratiquement exclusivement de plasma.

Il se constitue alors, près des parois vasculaires, une couche protéique de glissement, le manchon plasmatique, qui favorise l'écoulement. Le profil de vitesse résultant prend une forme très aplatie.

A l'inverse toute augmentation de la viscosité s'accompagne d'une réduction du taux de cisaillement, les globules sont alors libres de se répartir librement sur toute la section du vaisseau.

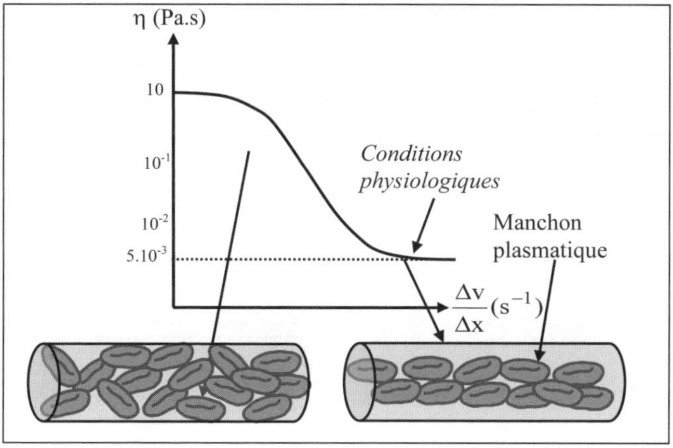

Figure 4.2 Influence du taux de cisaillement sur la viscosité sanguine et l'alignement des hématies

4) Effet Fahreus-Lindquist

La viscosité d'un fluide non newtonien, dépend du diamètre du tube qu'il traverse : c'est ***l'effet Fahreus-Lindquist***. C'est notamment le cas du sang qui, à hématocrite constant, présente une viscosité variable selon le diamètre des vaisseaux. Elle reste à peu près constante lorsque le diamètre du vaisseau est supérieur à 0,5 mm, puis diminue progressivement pour des vaisseaux plus fins.

Cet effet s'explique par le caractère pratiquement constant, de l'ordre de 3 μm, de l'épaisseur du manchon plasmatique, quel que soit le diamètre du vaisseau, (figure 4.3). Il en résulte que la part relative du manchon augmente lorsque le diamètre des vaisseaux diminue, ce qui provoque une hémodilution apparente, physiologique, avec diminution de l'hématocrite. C'est ainsi que les capillaires musculaires ont un hématocrite abaissé à 20 %. Cette baisse de l'hématocrite est à l'origine de la diminution de la viscosité.

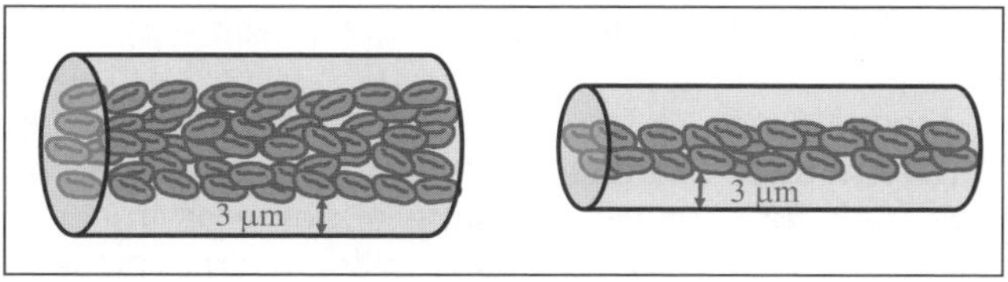

Figure 4.3 Effet Fahreus-Lindquist

Le phénomène d'hémodilution avec diminution de l'hématocrite et de la viscosité, est accentué lors de l'abouchement des petites artérioles périphériques, car le sang provient en grande partie de la zone périphérique, c'est-à-dire du manchon pauvre en globule (figure 4.4).

Certaines artérioles possèdent un coussinet au niveau de leur embouchure qui réduit la part du flux sanguin en provenance de la périphérie et maintient un hématocrite et une viscosité plus élevés.

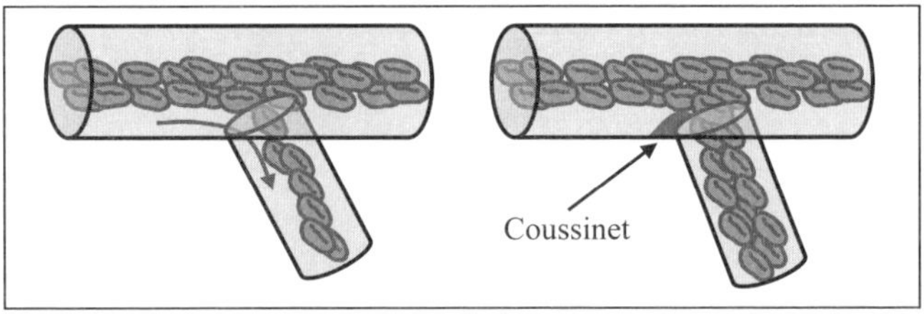

Figure 4.4 Artériole à abouchement simple et artériole à coussinet

5) Régimes d'écoulement du sang

Les modalités d'écoulement du sang dépendent de la taille des vaisseaux et notamment du rapport R entre le diamètre des vaisseaux et le diamètre des globules rouges.

a) Artères et veines ($R \geq 50$)

Lorsque le calibre des vaisseaux est au moins 50 fois supérieur à celui des globules rouges, soit environ 0,5 mm, l'épaisseur relative du manchon plasmatique est négligeable. Le sang peut être considéré comme un fluide homogène ayant un comportement newtonien.

Dans les conditions physiologiques, les lois de la dynamique des fluides newtoniens en régime laminaire s'appliquent, en particulier les lois de Poiseuille et d'Ohm (cf. chapitre 3).

Les propriétés de déformation des parois vasculaires jouent un rôle important dans l'adaptation du calibre artériel aux conditions de pression et l'effet capacitif de l'aorte et des gros troncs artériels permettent au flux sanguin de passer d'un régime pulsatile à un régime continu (cf. chapitre 2).

b) La microcirculation (50>R ≥ 1)

Lorsque le calibre des artérioles et veinules est compris entre 0,5 mm de diamètre et le diamètre des globules rouges, soit 7 à 8 μm, le sang devient non newtonien avec une répartition axiale des globules rouges et un manchon plasmatique à l'origine de l'effet Fahreus Lindquist. La viscosité diminue avec le calibre des vaisseaux, ce qui favorise l'écoulement.

Le caractère non-newtonien du sang est renforcé par le fait que les globules rouges ne circulent pas isolément les uns des autres, mais s'empilent en formant des rouleaux (figure 4.5). Ce sont ces rouleaux qui subissent les déformations.

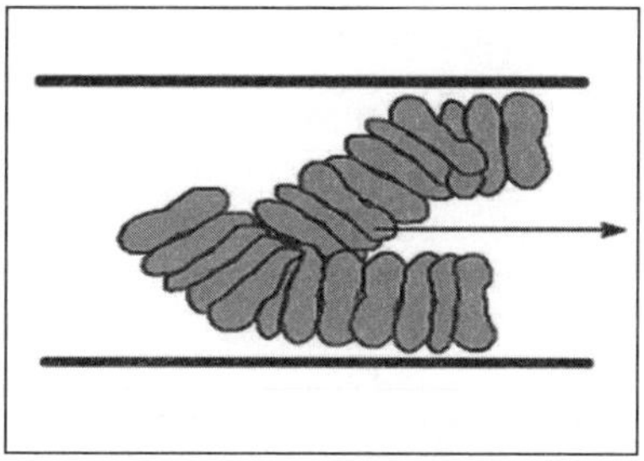

Figure 4.5 Empilement des hématies en rouleaux

c) Capillaires systémiques (R<1)

Les capillaires sont le lieu des échanges avec le milieu extracellulaire. Leur diamètre est compris entre 3 et 10 μm. Le sang devient un fluide non continu, les globules rouges circulant en file indienne.

La viscosité augmente à nouveau brutalement au niveau du réseau capillaire, lorsque le diamètre du capillaire se rapproche du diamètre critique du globule rouge (diamètre le plus petit que le globule rouge peut traverser sans étirer sa membrane), soit environ 3 μm, du fait de la disparition du manchon plasmatique.

A ce stade, la notion même de viscosité n'a plus vraiment de sens, le passage des globules rouges étant conditionné à leurs capacités de déformation (figure 4.6). Il faut plutôt parler de viscoélasticité pour tenir compte à la fois du glissement et de la déformation des globules rouges.

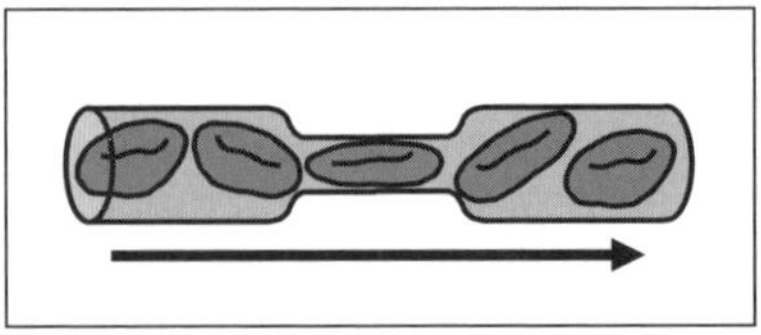

Figure 4.6 Déformation des hématies dans les capillaires.

La déformabilité des globules rouges est sous la dépendance d'un grand nombre de facteurs intrinsèques et extrinsèques.

- ***Facteurs intrinsèques** :*

La déformabilité des globules rouges est avant tout une propriété intrinsèque. Elle est le résultat d'un comportement viscoélastique particulier dépendant de sa forme géométrique, de la viscosité cytoplasmique et des propriétés d'élasticité de la membrane.

La forme biconcave-discoïde lui permet de changer de forme sans pour autant augmenter sa surface ce qui réduit la dépense énergétique.

La viscosité cytoplasmique est le reflet de la concentration en hémoglobine des hématies. Chez les patients atteint de drépanocytose, la polymérisation de l'hémoglobine anormale diminue la déformabilité globulaire et augmente le risque d'ischémie et de thrombose. L'état de déshydratation globulaire réduit les capacités de déformation par augmentation de la viscosité cytoplasmique.

Les propriétés viscoélastiques de la membrane dépendent principalement du cytosquelette protéique lié à la face interne de la membrane.

- ***Facteurs extrinsèques** :*

Le plasma exerce sur les globules rouge une contrainte σ liée aux forces de cisaillement telle que :

$$\sigma = \frac{F}{S} = \eta_p S \frac{\Delta v}{\Delta x}\frac{1}{S} = \eta_p \frac{\Delta v}{\Delta x}$$

avec η_P la viscosité du plasma. Lorsque la viscosité plasmatique augmente, l'augmentation des contraintes de cisaillement plasmatique gêne la déformation des globules rouges. Ceci peut s'observer lors d'une augmentation du taux de protéines plasmatiques.

L'élévation de l'hématocrite augmente la viscosité globale du sang (figure 4.2) à l'origine d'un entassement avec ralentissement des globules rouges. De même un abaissement de la température corporelle, par exemple lors de gelures des extrémités, augmente la viscosité sanguine et ralentit le flux capillaire.

En s'opposant à la déformation des globules rouges, ces différentes perturbations majorent le risque de thrombose.

6) Relation section-vitesse du réseau vasculaire

Conséquence de l'équation de continuité et de la perte de charge, la vitesse de l'écoulement sanguin varie le long du réseau vasculaire.

a) Influence de l'équation de continuité

Du fait de la ramification du système vasculaire, la section globale du réseau vasculaire augmente depuis l'aorte jusqu'au lit capillaire pour diminuer ensuite à nouveau au niveau veineux (Tableau 4.I).

	Diamètre (cm)	Nombre	Section globale (cm^2)
Aorte	1	1	0,8
Artère	10^{-1}	6.10^3	4,7
Artérioles	2.10^{-3}	4.10^7	$1,3.10^2$
Capillaires	8.10^{-4}	$1,2.10^9$	$6,0.10^3$
Veinules	3.10^{-3}	8.10^7	$5,7.10^3$
Veines	0,24	6.10^3	$2,8.10^2$
Veines Caves	1,25	2	2,4

Tableau 4.I Section globale du réseau vasculaire systémique

Le débit étant constant dans tout l'arbre vasculaire, si la section globale S_G augmente, la vitesse diminue (figure 4.7) :

$$v = \frac{Q}{S_G}$$

C'est ainsi que la vitesse du flux capillaire est la plus faible car la section globale du réseau capillaire est la plus grande. Ce phénomène favorise les échanges entre le milieu sanguin et le milieu extracellulaire.

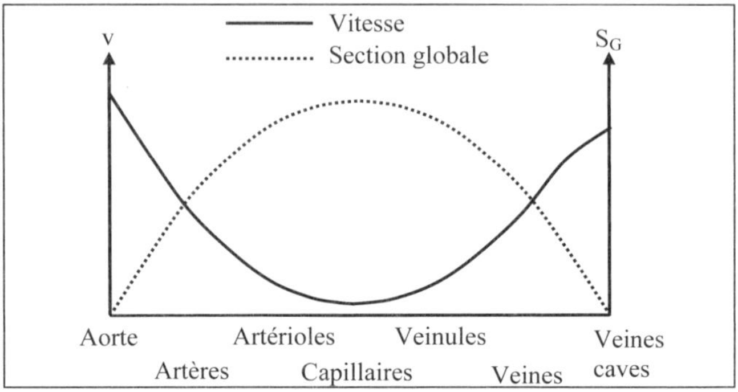

Figure 4.7 Relation section-vitesse du réseau vasculaire.

b) Perte de charge et résistances mécaniques

La perte de charge ΔE, en étant proportionnelle aux résistances mécaniques à l'écoulement, dépend du rayon et de la longueur des vaisseaux, ainsi que du nombre de vaisseaux constituant le réseau systémique (tableau 4.II). C'est une conséquence directe des lois d'Ohm et de Poiseuille :

$$\Delta E = RQ \quad \text{avec} \quad R = \frac{8\eta\Delta l}{\pi r^4}$$

	Diamètre (cm)	Nombre	Longueur (cm)	Perte de charge (kPa)
Artère	10^{-1}	6.10^3	9	2
Artérioles	2.10^{-3}	4.10^7	0,35	7,4
Capillaires	8.10^{-4}	$1{,}2.10^9$	0,1	2,7

Tableau 4.II Perte de charge dans les réseaux artériel et capillaire

Au niveau de la circulation systémique, les 2/3 des résistances à l'écoulement proviennent du réseau artériel et artériolaire (figure 4.8), les artérioles représentant à elles seules 55% du total. La résistance capillaire représente 15% de la résistance globale bien que chaque capillaire soit très petit, car la surface totale offerte à l'écoulement est très importante par sommation. Il en découle un ralentissement circulatoire qui favorise les échanges métaboliques. La contribution de l'ensemble du réseau veineux est pour sa part relativement faible.

Les mêmes phénomènes sont observés au niveau de la circulation pulmonaire avec une perte de charge globale nettement moindre, de l'ordre de 2 kPa.

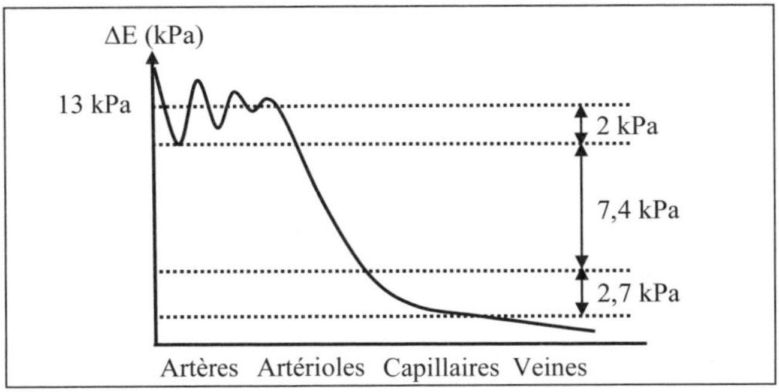

Figure 4.8 Perte de charge le long du réseau vasculaire systémique

QCM

Mécanique des fluides - Circulation

QCM Mécanique des fluides
Biophysique de la circulation

Constantes physiques :

1 mm Hg=133,4 Pa	$R=8{,}31\ J.mol^{-1}.K^{-1}$
1 Faraday=96500 C	$k=1{,}38.10^{-23} J.K^{-1}$
$N=6{,}023.10^{23}$	$g=9{,}8\ m.s^{-2}$

Volume occupé par une mole d'eau : 18,1 cm^3

Dans tous les exercices, le sang est considéré comme un fluide newtonien

1. Modélisation d'un corps viscoélastique

A. Le modèle de Maxwell est constitué d'un ressort et d'un piston en parallèle
B. Dans le modèle de Maxwell, le piston équivaut à un déplacement progressif et irréversible
C. Dans le modèle de Maxwell, le ressort équivaut à un déplacement progressif et réversible
D. Dans le modèle de Kelvin, le piston contrôle la vitesse de déformation
E. Les ligaments peuvent être assimilés à un modèle mixte caractérisé par la restitution progressive de l'énergie, ce qui limite les risques de rupture

QCM 2 à 4 : Au cours d'une épreuve de tir à l'arc le tendon bicipital subit une force de tension selon l'axe du tendon de 1200 N. Le tendon a une longueur de 3 cm et peut, en première approximation, être assimilé à un corps élastique de constante d'élasticité égale à $1{,}2.10^6\ N.m^1$

2. Son allongement est égal à :

A. 0,1 mm
B. 0,2 mm
C. 0,3 mm
D. 1 mm
E. 3 mm

3. Cet allongement correspond à une déformation de :

A. 0,4 %
B. 3,3 %
C. 0,33 mm
D. 0,04 mm
E. 4 mm

4. Le tendon est assimilé à un cylindre de 3 cm^2 de section. Son module de Young est de :

A. 0,13 MPa
B. 7,5 MPa
C. 19 MPa
D. 0,12 GPa
E. 0,19 Gpa

5. Déformation par cisaillement

A. Les déformations par cisaillement sont la conséquence d'une force appliquée perpendiculairement à la surface de contrainte
B. Le module de cisaillement s'exprime en $Newton.m^{-1}$
C. La contrainte de cisaillement est indépendante de la surface de déformation
D. Les déformations par cisaillement s'expriment comme le rapport de l'allongement observé sur la longueur initiale
E. Il existe un lien entre la viscosité d'un fluide et les contraintes de cisaillement qui s'exercent à l'intérieur de ce fluide

QCM 6 à 9 : Un disque intervertébral peut être assimilé à un coussinet élastique cylindrique compris entre deux corps vertébraux. Considérons le disque intervertébral compris entre L5 et S1 de surface de contact 12 cm^2 et d'épaisseur 8 mm. Lors d'un effort de levée de charge à bout de bras, le sacrum exerce une force de réaction de 5 kN sur le disque L5-S1 selon un angle de 10° par rapport à l'axe longitudinal du rachis.

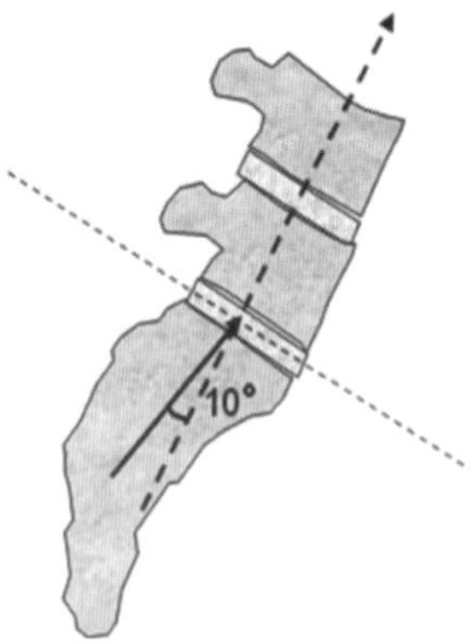

6. Le disque est soumis à une force de compression de :

A. 868 N
B. 1455 N
C. 3124 N
D. 4924 N
E. 6248 N

7. Le disque est soumis à une force de cisaillement de :

A. 868 N
B. 1455 N
C. 3124 N
D. 4924 N
E. 6248 N

8. La contraintes de cisaillement est égal à :

A. 0,72 MPa
B. 1,2 MPa
C. 2,6 MPa
D. 4,1 MPa
E. 5,2 MPa

9. Si la force de réaction provoque un déplacement de la face supérieure du disque par rapport à sa face inférieure de 0,5 mm, le module de cisaillement correspondant est égal à :

A. 11,6 KPa
B. 13,9 KPa
C. 35,4 KPa
D. 66,1 KPa
E. 79,4 KPa

10. Corps plastique

A. Sa déformation est proportionnelle à la contrainte
B. Le coefficient de proportionnalité entre la déformation et la contrainte est appelée module de Young
C. La déformation apparait pour un niveau de contrainte donné
D. Il possède un point de rupture correspondant à un niveau de contrainte maximum
E. La suppression de la contrainte se traduit par un retour à la forme initiale

QCM 11 à 15 : On assimile la partie moyenne du ménisque interne à une structure cartilagineuse élastique ayant la forme d'un parallélépipède rectangle de surface 3 cm^2 et d'épaisseur 3 mm. Sa constante d'élasticité est de 2.10^7 $N.m^{-1}$. Lors d'un effort de marche, le condyle fémoral interne exerce une force de pression de 1200 N sur le centre du ménisque interne selon un angle de 55° par rapport à l'axe du ménisque.

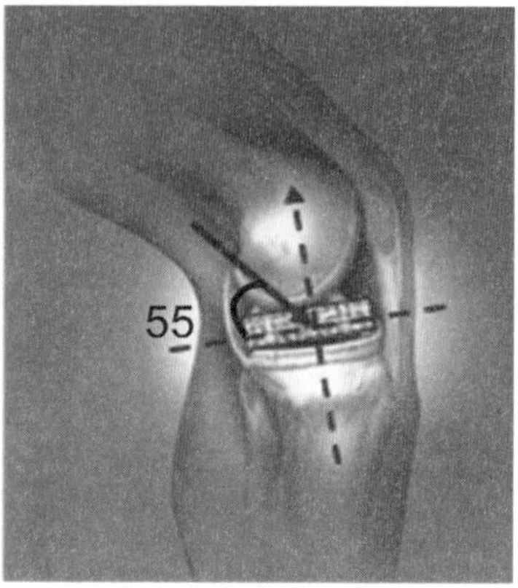

11. Le centre du ménisque interne est soumise à une contrainte de compression de :

A. 3,3 MPa
B. 13,2 MPa
C. 18,6 MPa
D. 25,2 MPa
E. 32,8 MPa

12. Le centre du ménisque interne est soumise à une contrainte de cisaillement de :

A. 2,3 MPa
B. 15,1 MPa
C. 22,9 MPa
D. 32,8 MPa
E. 41,8 MPa

13. Sous l'effet de la compression, elle subira une diminution d'épaisseur de :

A. 0,01 mm
B. 0,06 mm
C. 0,1 mm
D. 0,6 mm
E. 1 mm

14. Il en résultera une déformation de :

A. 0,2 %
B. 2 %
C. 6%
D. 0,6 mm
E. 2 mm

15. Son module de Young sera égal à :

A. 0,2 GPa
B. 2,2 GPa
C. 4,1 GPa
D. 5,4 GPa
E. 7,5 GPa

QCM 16 et 17 : Lors d'un exercice à la poutre, une jeune gymnase pesant 45 kg effectue une réception sur sa seule jambe droite. Elle subit alors une accélération égale à 3 fois l'accélération de la pesanteur produisant une force de compression dirigée selon l'axe longitudinal du tibia. Le tibia est assimilé à un cylindre de diamètre moyen 1,8 cm, de longueur 24 cm et de module de Young de compression 5,6 GPa.

16. La contrainte de compression que subit le tibia est égal à :

A. 0,7 MPa
B. 1,3 MPa
C. 2,6 MPa
D. 5,2 MPa
E. 13 MPa

17. La déformation associée à cette contrainte est égal à :

A. 0,1 %
B. 0,2 %
C. 0,4 %
D. 1 %
E. 2 %

QCM 18 et 19 : En compétition, le tendon quadricipital d'Alain B subit à chaque battement de jambe une force de tension de 5000 N dirigée selon l'axe du tendon. Sachant que la longueur du tendon est de 6 cm, que celui-ci peut, en première approximation être assimilé à un corps élastique et que sa constante d'élasticité est égale à 1.810^{6} $N.m^{-1}$.

18. Il en résultera une déformation de :

A. 2,1 %
B. 4,6 %
C. 6,3 %
D. 4,7 mm
E. 6,3mm

19. Si le tendon est assimilé à un cylindre de 5 cm^2 de section son module de Young sera égal à :

A. 7,5 KPa
B. 11 GPa
C. 22 GPa
D. 75 MPa
E. 0,22 GPa

20. Classification rhéologique des matériaux

A. La déformation d'un corps plastique est indépendante de la contrainte
B. Plus le module de Young est élevé, plus le matériau est rigide
C. La déformation d'un corps élastique apparait pour un niveau de contrainte donné
D. Un corps viscoélastique peut être modélisé à partir d'un ensemble de ressort et de piston
E. La suppression de la contrainte d'un corps élastique se traduit par un retour à sa forme initiale

QCM 21 à 23 : On considère le diagramme tension-rayon d'une artère suivant :

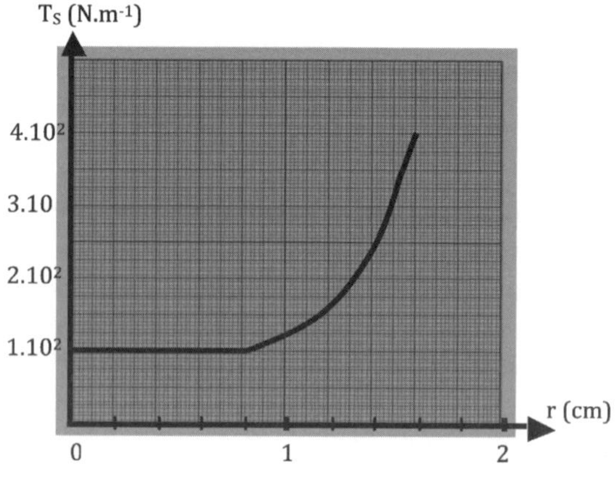

21. La paroi artérielle

A. La paroi de l'artère est élastique
B. La paroi de l'artère est musculaire
C. La paroi de l'artère est musculo-élastique
D. La composante active de la tension superficielle est constante et vaut 10^2 $N.m^{-1}$
E. Le diagramme représente successivement la contri-bution des fibres musculaires, puis des fibres de collagène et enfin des fibres d'élastine

22. Le rayon d'équilibre de l'artère associée à une pression transmurale de 15 kPa est d égal à :

A. 0,7 cm
B. 1 cm
C. 1,1 cm
D. 1,3 cm
E. 1,5 cm

23. Lorsque la pression transmurale varie :

A. On observe une vasoconstriction si elle atteint 10 kPa
B. On observe une obturation si elle atteint 10 kPa
C. Le diamètre de l'artère est indépendant de la valeur de la pression transmurale
D. On observe une vasoconstriction si elle atteint 20 kPa
E. On observe une vasodilatation si elle atteint 20 kPa

QCM 24 et 25 : On considère le diagramme tension-rayon d'une artère suivant :

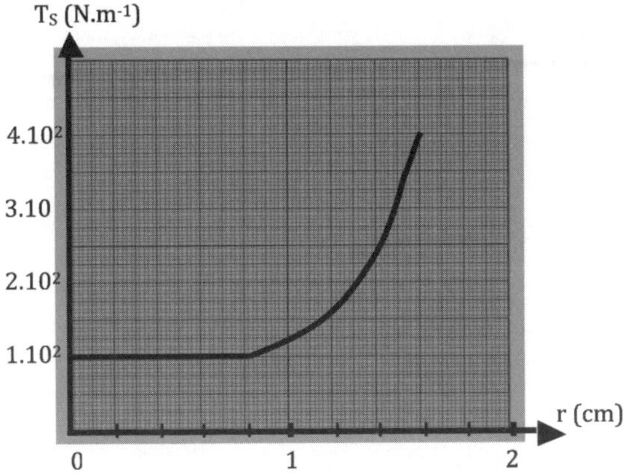

24. Le rayon d'équilibre de l'artère associée à une pression transmurale de 20 kPa est de :

A. 8 mm
B. 10 mm
C. 12 mm
D. 14 mm
E. 16 mm

25. La pression transmurale associée à un rayon d'équilibre de 15 mm est égal à :

A. 12 kPa
B. 18 kPa
C. 23 kPa
D. 28 kPa
E. 32 kPa

QCM 26 et 27 : Le rayon interne de la crosse aortique d'un patient est de 14 mm. Ses rayons de courbure sont respectivement de 11 cm au niveau du plafond et 8 cm au niveau du plancher. Lors de l'éjection systolique la pression transmurale atteint 22 kPa.

26. La tension superficielle au niveau du plafond est de :

A. 273 $N.m^{-1}$
B. 308 $N.m^{-1}$
C. 373 $N.m^{-1}$
D. 424 $N.m^{-1}$
E. 516 $N.m^{-1}$

27. La tension superficielle au niveau du plancher est de :

A. 273 $N.m^{-1}$
B. 308 $N.m^{-1}$
C. 373 $N.m^{-1}$
D. 424 $N.m^{-1}$
E. 516 $N.m^{-1}$

28. Artères musculo-élastiques

A. A pression constante une augmentation modérée de la composante active de la tension superficielle aboutit à une vasoconstriction

B. La composante active de la tension superficielle dépend du rayon de l'artère

C. Une augmentation de pression dans une artère musculo-élastique provoque une vasodilatation

D. En cas de choc, les artères cérébrales restent plus longtemps ouvertes que les artères rénales car leur composante active est supérieure à celle des artères rénales

E. Avec l'âge, on observe une diminution de la pente de la composante élastique

QCM 29 à 32 : Le réseau capillaire rénal est constitué de 2 réseaux capillaires glomérulaires et tubulaires

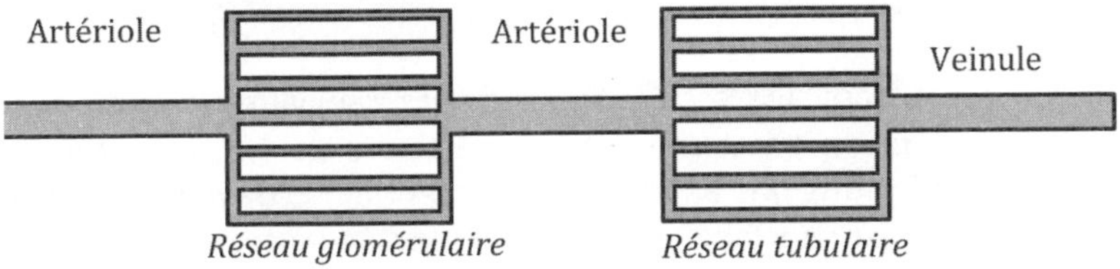

Le rayon des capillaires (glomérulaires et tubulaires) est de 4 μm pour une longueur unitaire de 1 mm. Le débit sanguin est constant et vaut 1,2 $L.min^{-1}$. La viscosité du sang est de 4.10^{-3} Poiseuille. On considère le sang comme newtonien et l'écoulement laminaire. Les pressions d'entrée et de sortie au niveau des capillaires glomérulaires sont respectivement de 7,9 kPa et 7,3 kPa. Elles atteignent 3,1 kPa et 1,9 kPa au niveau des capillaires tubulaires.

29. La résistance globale à l'écoulement du réseau glomérulaire est égal à :

A. 5.10^5 $Pa.s.m^{-3}$
B. 3.10^7 $Pa.s.m^{-3}$
C. 2.10^7 $Pa.s.m^{-3}$
D. 3.10^8 $Pa.s.m^{-3}$
E. 5.10^8 $Pa.s.m^{-3}$

30. La résistance globale à l'écoulement du réseau glomérulaire et tubulaire est égal à :

A. 5.10^5 $Pa.s.m^{-3}$
B. 3.10^7 $Pa.s.m^{-3}$
C. 2.10^7 $Pa.s.m^{-3}$
D. 3.10^8 $Pa.s.m^{-3}$
E. 5.10^8 $Pa.s.m^{-3}$

31. La résistance associée à un capillaire est égal à :

A. 2.10^{13} Pa.s.m^{-3}
B. 4.10^{13} Pa.s.m^{-3}
C. 2.10^{16} Pa.s.m^{-3}
D. 4.10^{16} Pa.s.m^{-3}
E. 5.10^{16} Pa.s.m^{-3}

32. Le nombre de capillaires glomérulaires est égal à :

A. 10^{7}
B. 2.10^{8}
C. $3,3.10^{8}$
D. 5.10^{8}
E. $13,3.10^{8}$

33. Un réseau capillaire est constitué de 10^{9} capillaires identiques de 3 µm de rayon pour une longueur unitaire de 1,2 mm situés en parallèle les uns des autres. Le débit sanguin à travers l'ensemble du réseau est constant et vaut 0,4 L.min^{-1}. La viscosité du sang est de $4,8.10^{-3}$ Poiseuille. La perte de charge entre l'entrée et la sortie du réseau vaut :

A. 1,2 kPa
B. 2,3 kPa
C. 4,9 kPa
D. 12 kPa
E. 19 kPa

34. Régimes d'écoulement dans les vaisseaux

A. Le régime d'écoulement est indépendant de la masse volumique du sang
B. La loi d'Ohm s'applique quelque soit le régime d'écoulement
C. Une anémie peut être à l'origine d'un souffle par augmentation de la viscosité du sang
D. En régime laminaire, le profil de vitesse est parabolique
E. Le nombre de Reynolds s'exprime en m.s^{-1}

QCM 35 à 39 : Le sang de densité 1,06 est assimilé à un liquide newtonien de viscosité 4.10^{-3} Poiseuille. Il circule dans une artère horizontale de 1 mm de rayon constant à une vitesse moyenne également constante de 20 cm.s^{-1}. La pression statique en un point A est de 21 kPa.

35. Le nombre de Reynolds est égal à :

A. 53
B. 106
C. 212
D. 318
E. 475

36. Le débit artériel est égal à :

A. 19,4 $ml.min^{-1}$
B. 37,7 $ml.min^{-1}$
C. 62,8 $ml.min^{-1}$
D. 150,8 $ml.min^{-1}$
E. 628 $ml.min^{-1}$

37. La résistance mécanique à l'écoulement du sang entre A et un point B situé 8 cm en aval est égal à :

A. $5{,}2.10^{7}$ $Pa.s.m^{-3}$
B. 8.10^{7} $Pa.s.m^{-3}$
C. $5{,}3.10^{8}$ $Pa.s.m^{-3}$
D. $8{,}15.10^{8}$ $Pa.s.m^{-3}$
E. $5{,}2.10^{9}$ $Pa.s.m^{-3}$

38. En tenant compte de la résistance à l'écoulement, la pression statique au point B situé 8 cm en aval est de l'ordre de :

A. 147 mm Hg
B. 151 mm Hg
C. 154 mm Hg
D. 160 mm Hg
E. 172 mm Hg

39. Dans les mêmes conditions, si l'artère est verticale et B situé au dessus de A, la pression statique en B est égal à :

A. 147 mm Hg
B. 151 mm Hg
C. 154 mm Hg
D. 160 mm Hg
E. 172 mm Hg

40. Le diamètre d'une artère iliaque est de 10 mm et le débit sanguin de 2.10^{-2} $L.s^{-1}$. On assimile le sang à un fluide newtonien de densité 1,02 et de viscosité $7{,}5.10^{-3}$ Poiseuille.

A. L'écoulement est laminaire car le nombre de Reynolds est inférieur à 2400
B. L'écoulement est turbulent car le nombre de Reynolds est inférieur à 2400
C. L'écoulement est turbulent car le nombre de Reynolds est supérieur à 10000
D. La vitesse maximale du sang est de 51 $cm.s^{-1}$.
E. Si une plaque d'athérome réduit de 50% le diamètre, le débit augmente dans les mêmes proportions

41. La viscosité

A. Le coefficient de viscosité est indépendant de la température
B. Le taux de cisaillement s'exprime en $m.s^{-1}$
C. le coefficient de viscosité d'un fluide newtonien est indépendant de son taux de cisaillement
D. Le débit d'un fluide augmente quand son coefficient de viscosité augmente
E. La résistance à l'écoulement d'un fluide dépend de son coefficient de viscosité

QCM 42 et 43 : Un vaisseau cylindrique de rayon 11 mm et d'épaisseur 1,2 mm est soumis à une contrainte qui provoque une augmentation relative de son rayon de 5%. On considère son module de Young comme constant et égal à 2.10^{6} Pa.

42. En déduire la tension superficielle qu'exerce la paroi de ce vaisseau:

A. 12 $N.m^{-1}$
B. 36 $N.m^{-1}$
C. 48 $N.m^{-1}$
D. 120 $N.m^{-1}$
E. 360 $N.m^{-1}$

43. Quelle variation de pression transmurale est capable de maintenir le vaisseau à son rayon initial :

A. 82 mmHg
B. 109 mmHg
C. 125 mmHg
D. 140 mmHg
E. 155 mmHg

QCM 44 à 46 : On estime la vitesse moyenne du sang dans une artère fémorale à 25 $cm.s^{-1}$. Son diamètre est de 8 mm. La viscosité du sang est de $4,8.10^{-3}$ Poiseuille et sa densité 1,065.

44. Quelle est la valeur du débit sanguin qui la traverse :

A. 5,7 $ml.s^{-1}$
B. 9,2 10^{-2} $ml.s^{-1}$
C. 12,6 $ml.s^{-1}$
D. 18,3 $ml.s^{-1}$
E. 25,2 $ml.s^{-1}$

45. En déduire le nombre de Reynolds et le type d'écoulement :

A. 222 et laminaire
B. 2958 et laminaire
C. 444 et instable
D. 2958 et instable
E. 444 et laminaire

46. Si une plaque d'athérome réduit le diamètre de cette artère de 85% sans modifier le débit, l'écoulement est alors :

A. Laminaire
B. Instable
C. Turbulent
D. et la vitesse moyenne du sang diminue
E. et la vitesse moyenne du sang augmente

47. Régimes d'écoulement

A. Le profil de vitesse d'un écoulement laminaire est non parabolique
B. L'anémie peut être associée à un souffle systolique cardiaque par diminution de la vitesse moyenne de l'écoulement
C. La loi d'Ohm de l'hydrodynamique s'applique toujours au sang à condition de considérer le sang comme un fluide newtonien
D. Un écoulement turbulent apparaît lorsque le nombre de Reynolds est supérieur à 1000
E. En régime laminaire, la puissance dépensée dépend des résistances vasculaires

48. Un vaisseau cylindrique de rayon 12 mm et d'épaisseur 1,2 mm est soumis à une contrainte qui provoque une augmentation relative de son rayon de 10%. On considère son module de Young comme constant et égal à 2.10^6 Pa. Quelle variation de pression transmurale est capable de maintenir le vaisseau à son rayon initial :

A. 75 mmHg
B. 100 mmHg
C. 125 mmHg
D. 150 mmHg
E. 170 mmHg

49. Déformation des globules rouges dans les capillaires

A. Dans l'hyperprotéinémie la déformation des globules rouges est favorisée par l'augmentation des contraintes de cisaillement
B. La forme biconcave-discoïde du globule rouge favorise la déformation en augmentant la dépense énergétique
C. Chez les patients atteint de drépanocytose, la polymérisation de l'hémoglobine anormale diminue la déformabilité globulaire
D. La diminution des capacités de déformation des globules rouges favorise le risque de thrombose
E. Les propriétés visco-élastiques de la membrane dépendent principalement du cytosquelette protéique lié à la face externe de la membrane.

50. Effet Fahreus-Lindquist et microcirculation

A. La viscosité du sang augmente lorsque le diamètre des artérioles diminue
B. L'épaisseur du manchon plasmatique est à peu près constante quelque soit le diamètre du vaisseau
C. Lors de l'abouchement des petites artérioles périphériques, la présence d'un coussinet augmente l'hématocrite car le sang provient en grande partie de la zone périphérique.
D. L'alignement des globules rouges dans l'axe du vaisseau s'explique par le fort taux de cisaillement
E. Le profil de vitesse au niveau du manchon plasmatique est parabolique

Réponses

QCM Mécanique des fluides – Biophysique de la circulation

1	B,D,E	2	D	3	B	4	D	5	E
6	D	7	A	8	A	9	A	10	C,D
11	A	12	A	13	B	14	D	15	A
16	D	17	A	18	B	19	E	20	B,D
21	C,D	22	D	23	B,E	24	D	25	C
26	A	27	C	28	A,C	29	B	30	D
31	D	32	E	33	A	34	D	35	B
36	B	37	D	38	C	39	A	40	A,D
41	C,E	42	D	43	A	44	C	45	E
46	B,E	47	E	48	D	49	C,D	50	B,D

Partie II

Transports membranaires

L'une des caractéristiques les plus importantes d'un organisme vivant est l'existence de transports permanents de molécules. Ces transports peuvent s'effectuer entre le milieu extérieur et le milieu intérieur. C'est le cas notamment des échanges d'O_2 et de CO_2 entre les alvéoles et les capillaires pulmonaires, des apports alimentaires à travers les villosités digestives ou de l'élimination par le rein, la peau et le tube digestif des déchets ou autres toxiques produits par l'organisme. Ils s'effectuent également entre les différents milieux de l'organisme comme le plasma, les cellules ou le milieu extracellulaire.

Chacun de ces milieux constitue autant de compartiments qui communiquent entre eux et échangent de l'énergie et de la matière. La plupart du temps ces échanges se produisent à travers des structures appelées membranes qui jouent un rôle plus ou moins sélectif vis-à-vis du transport des molécules.

Cette sélectivité est rendue possible par la présence, au niveau de ces membranes, de protéines ou de glycoprotéines spécialisées dans les mécanismes de transport.

La perte de ces capacités d'échange constitue l'un des reflets les plus notables de la mort d'un organisme. De même tout dérèglement de ces capacités d'échange peut conduire à un état pathologique. Ainsi une altération de la membrane glomérulaire rénale associée à une glomérulopathie peut conduire à la présence anormale de protéine (albuminurie) dans les urines.

L'objectif de cette partie de l'ouvrage est de mettre en place les lois physiques fondamentales qui régissent ces transports. Dans bien des cas ces lois sont les conséquences directes de lois fondamentales de la physique au premier rang desquels la thermodynamique ou la physique des champs de potentiel, l'organisme vivant n'étant que l'aspect le plus abouti de la matière et de l'énergie. Il en va ainsi des transports passifs.

Dans d'autre cas, l'organisme aura recours à des réactions biochimiques, comme c'est le cas pour les transports facilités et les transports actifs mais qui sont également tributaires des lois de la thermodynamique. Aussi il a paru légitime, avant d'envisager dans le détail les différents type de transports, de consacrer un bref chapitre à des rappels simple de thermodynamique, afin de remettre en perspective les quelques éléments de base qui régissent les phénomènes d'échanges d'énergie et de matière. L'accent sera particulièrement mis sur la thermodynamique des solutions, l'essentiel des échanges de l'organisme, à l'exception notoire des échanges gazeux alvéolaires, s'effectuant en solutions aqueuses voir lipidiques.

Par ailleurs, si chacun des modèles de transport peut être décrit séparément, aussi bien sur le plan qualitatif que quantitatif, il faut garder à l'esprit que dans un organisme vivant ceux-ci sont très largement intriqués. Prenons ainsi l'exemple du passage du glucose du plasma vers la cellule qui devra successivement franchir la membrane capillaire par diffusion et convection et la membrane plasmique par transport facilité. La quantification des flux de substances devient alors complexe mais peut se modéliser, indépendamment du ou des mécanismes mis en jeu, grâce notamment à l'analyse compartimentale, à laquelle un chapitre sera consacré.

ÉLÉMENTS DE THERMODYNAMIQUE

I. Définitions

Historiquement, la thermodynamique a été définie comme "la science chargée d'étudier les principes de fonctionnement des machines thermiques, c'est-à-dire l'études des échanges d'énergie et de matière". En tant que lieu d'échange d'énergie et de matière, l'organisme vivant, même si cela est extrêmement réducteur, peut être considéré comme une machine thermique.

La thermodynamique ne se contente pas d'étudier les échanges portant sur une forme isolée d'énergie (par exemple le travail mécanique lors de la chute d'un corps dans le vide), mais son intérêt majeur est d'apprécier l'ensemble des échanges et des transformations qualitatives et quantitatives de l'énergie d'une forme à une autre au cours de variations physiques ou chimiques d'un système. Or ce type de transformation se produit en permanence dans un organisme vivant.

Il est facile d'illustrer la notion de transformation de l'énergie en prenant l'exemple des muscles qui puisent leur énergie dans la dégradation du glucose ou des acides gras, produisent une source d'énergie « chimique » sous forme d'Adénosine TriphosPhate (ATP) pour ensuite effectuer un travail mécanique qui s'accompagne d'une perte de chaleur. Ce sont ainsi pas moins de trois formes différentes d'énergie qui sont mises en jeu.

Avant d'étudier les différentes lois (principes) qui régissent ces échanges, il convient de donner un certain nombre de définitions.

1) Système thermodynamique

On appel ***système thermodynamique*** toute « partie de l'univers dans laquelle s'effectuent des échanges de matière et d'énergie ». Cette définition est particulièrement générale et peut aussi bien recouvrir le cas d'un gaz dans une enceinte, que celui d'une réaction chimique ou d'une molécule en solution. Dans le cas plus restreint de l'étude des mécanismes de transport, des molécules en solution notamment, les notions de système et de compartiment se recouvrent en grande partie (cf chapitre 5).

2) Etat d'un système

L'état d'un système caractérise une situation correspondant à un instant donné à des valeurs bien particulières, et donc mesurables, des différents paramètres décrivant ce système.

2 types de paramètres ou variables peuvent être définies :

- Les ***variables extensives*** ou additives qui comme leur nom l'indique peuvent s'additionner. C'est le cas en particulier du volume ou de l'énergie.

- Les ***variables intensives*** ou non additives qui ne peuvent pas s'additionner comme la température ou la pression. Ainsi mélanger le mélange d'1L d'eau à 20°C et 2L d'eau à 30°C fourni bien 3L d'eau mais à une température bien inférieure à 50°C !

3) Equilibre et équation d'état d'un système

Un système est dit «à l'équilibre» lorsque les variables qui caractérisent le système ne subissent pas de variation au cours du temps. Ainsi un système mécanique est dit à l'équilibre lorsque la somme des forces qui s'exercent dans ce système est nulle. De même, la notion d'équilibre chimique correspond à une absence de changement spontané de conformation d'une molécule.

Cette notion est particulièrement importante dans l'étude des mécanismes de transport dans la mesure où le flux de substance transportée sera la conséquence du passage d'un état initial déséquilibré à un état final équilibré. Cette situation d'équilibre est associée notamment à une absence de variation de température ou d'enthalpie libre.

Dans le cas d'un système thermodynamique, les relations établies entre les différentes variables constituent les équations d'état du système. L'exemple le plus emblématique est celui de la loi des gaz parfaits :

$$PV = nRT$$

Elle établit les conditions d'équilibre d'un gaz, dans une enceinte par exemple, et plus particulièrement la température d'équilibre de n moles de ce gaz occupant un volume V à la pression T.

4) Energie d'un système

Tout système est caractérisé par son niveau d'énergie. Il est possible de classer les formes d'énergie en 2 grandes catégories :

- ***L'énergie thermique ou chaleur*** *Q* qui correspond à l'énergie cinétique (E_C) des molécules du système provenant de l'agitation moléculaire :

$$Q = NE_c = N\frac{3}{2}kT \qquad \text{(Joule)}$$

avec N le nombre de molécule, k la constante de Boltzmann ($1{,}38.10^{-23}$ $J.K^{-1}$) et T la température en degré absolu. Si T=0°K, l'énergie thermique est nulle : c'est le 3° principe de la thermodynamique.

Elle représente une forme inefficace de l'énergie et se traduit par une déperdition de chaleur.

- ***Le Travail*** *W* qui correspond à toutes autres formes ordonnées et efficaces de l'énergie.

C'est le cas notamment de l'énergie mécanique qu'elle soit potentielle par l'action d'un champ de gravité ou d'un champ électrique, de l'énergie cinétique associée au déplacement d'un corps, de l'énergie de liaison interatomique ou intermoléculaire qui assurent la cohésion moléculaire ou intermoléculaire ou de l'énergie fournie par le travail musculaire.

Dans les deux cas, chaleur Q et travail W s'expriment en Joule (calorie).

II. Équilibres et échanges thermiques

1) Principe zéro de la thermodynamique

Considérons 3 systèmes A, B et C en état d'équilibre thermodynamique caractérisé par une équation d'état : par exemple des récipients d'eau à températures différentes (figure 1.1).

Si on place les récipients A et B en contact thermique, on obtient un nouvel état d'équilibre commun pour A et B dont la température est intermédiaire entre celle de A et B. Ainsi de l'eau chaude et de l'eau froide donne de l'eau tiède. De même entre le récipient A et C. Par transitivité B et C seront également dans le même état d'équilibre si les deux mélanges ainsi obtenus sont à leur tour mis en contact.

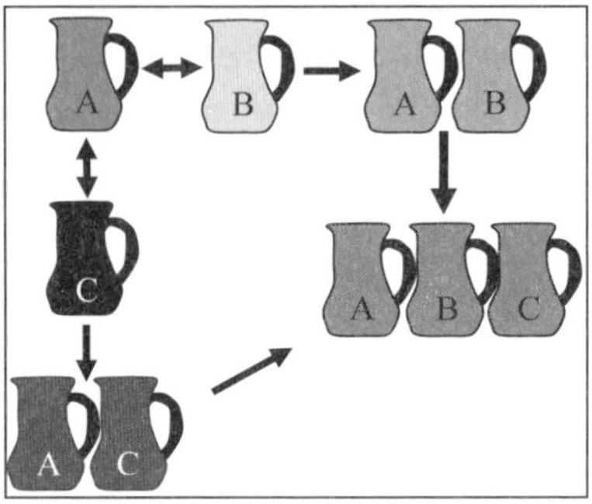

Figure 1.1 Equilibre thermique entre 3 récipients d'eau de température différente

Ainsi *si 2 systèmes sont en équilibre thermique avec un même troisième, ils sont en équilibre thermique entre eux :* c'est le principe zéro de la thermodynamique.

2) Principe d'équivalence : premier principe de la thermodynamique

Telle qu'elle vient d'être décrite, la notion d'équilibre thermique apparaît comme la résultante d'échanges thermiques entre plusieurs systèmes sans tenir compte des autres formes d'énergies.

Pourtant, si nous considérons le cas simple d'une voiture freinant brusquement sur une route horizontale, la voiture perd de l'énergie cinétique (son énergie potentielle reste constante). Un examen rapide montre que les pneus et les freins ont chauffé et qu'il existe des traces de pneu sur la route. En résumé il y a eu transformation de l'énergie, sous forme de chaleur notamment. Cette notion de transformation n'est pas décrite par le principe d'équilibre.

De plus et pour permettre de quantifier ces échange il faut admettre l'existence d'une équivalence quantitative entre énergie thermique et travail et définir une nouvelle grandeur appelée la variation d'énergie interne du système ΔU qui correspond à la somme du travail et de l'énergie thermique échangée avec l'extérieur, tel que :

$$\Delta U = \Delta W + \Delta Q \qquad \text{(Joule)}$$

avec ΔW et ΔQ les variations respectives de travail et de chaleur échangées avec l'extérieur. C'est précisément cette notion d'équivalence qui constitue le *premier principe de la thermodynamique* et qui permet d'additionner ces 2 grandeurs.

La variation d'énergie interne permet de définir le caractère isolé ou non du système :

- le ***système est isolé*** lorsqu'il n'échange pas d'énergie avec l'extérieur, ou encore que toute variation dans un sens du travail se traduit par une variation opposée et égale en valeur absolue de l'énergie thermique telle que $\Delta U=0$.

- **le *système n'est pas isolé*** lorsque la variation d'énergie ΔU du système au cours d'une transformation quelconque est égale à la quantité d'énergie reçue (variation positive) du milieu extérieur ou fournie (variation négative) au milieu extérieur avec $\Delta U\#0$.

3) Enthalpie

Pour des raisons pratiques, on préfère souvent utiliser, à la place de l'énergie interne, une autre fonction d'état, *l'enthalpie* H tel que :

$$H = U + PV \qquad \text{(Joule)}$$

Cette grandeur permet de tenir compte de la pression P et du volume V du système, ces deux variables jouant un rôle fondamental en thermodynamique comme cela a été souligné précédemment, notamment avec la loi des gaz parfaits. Pour décrire les conditions d'équilibre énergétique, il est d'usage d'exprimer la variation d'enthalpie du système :

$$\Delta H = \Delta U + P\Delta V + V\Delta P$$

qui s'exprime, si la pression est constante ($\Delta P=0$) par la relation :

$$\Delta H = \Delta U + P\Delta V = \Delta Q$$

ΔH correspond à la quantité de chaleur échangée ΔQ par le système. Autrement dit, si une transformation s'effectue à pression constante la variation d'enthalpie représente la quantité de chaleur échangée. Par conséquent, à pression constante, la chaleur mise en jeu, devient égale à la variation de la fonction d'état enthalpie H.

La variation de cette fonction ne dépend que de l'état final et de l'état initial du système ; elle est indépendante du chemin suivi par la transformation.

Ce résultat est important car dans le cas particulier des réactions chimiques ou biochimiques à l'intérieur de l'organisme, la pression est généralement constante et équivaut à la pression atmosphérique. De ce fait l'enthalpie est communément utilisée pour définir le bilan énergétique d'une réaction chimique. Plus généralement, la plupart des phénomènes associés à la vie s'effectue également à la pression atmosphérique à l'exception de certaines situations particulières comme la plongée sous-marine.

IIII. Désordre et spontanéité

1) Evolution d'un système : deuxième principe de la thermodynamique

Le premier principe de la thermodynamique ne dit rien sur les chances de transformation réciproque de chaleur en travail. Pourtant si la transformation du travail en chaleur ne pose généralement pas de problème, comme l'atteste l'exemple de la voiture, la transformation inverse est loin d'être évidente. Peut-on ainsi faire redémarrer une voiture à partir de la simple chaleur extérieure ?

Le ***deuxième principe de la thermodynamique*** va traduire cette impossibilité et permettre d'introduire la notion d'entropie, fonction d'état capable de prévoir l'évolution d'un système. Cette évolution fait appel aux deux notions complémentaires de spontanéité et de réversibilité.

a) Notion de spontanéité

Une réaction est spontanée lorsqu'elle se produit sans action d'un agent extérieur. Ainsi, une charge électrique positive sera attirée spontanément par une charge négative (figure 1.2). De même un œuf lâché inopinément du haut de la tour Eiffel va tomber spontanément sous l'action de la pesanteur (figure 1.3)

Dans ces deux cas, la spontanéité sera la conséquence de l'action d'un champ (gravitationnel ou électrique) associé à la variation d'énergie potentielle. Il en résulte une réduction de l'énergie du système (potentiel ou électrique dans nos exemples). La décroissance en énergie est un facteur important de la spontanéité. Dans le cas d'un système thermodynamique, elle se traduit alors par une diminution de l'enthalpie.

b) Notion d'irréversibilité

Un processus est irréversible lorsque le système qui a subi une transformation ne peut retourner à son état d'origine. Reprenons l'exemple de l'œuf; lorsqu'il s'écrase, il y a transformation d'une partie de son énergie cinétique en chaleur. L'œuf n'a plus la constitution d'un œuf mais se trouve totalement disloqué. Cette transformation est ***irréversible*** : même en fournissant de l'énergie extérieure en plaçant les morceaux d'œuf dans un ascenseur en direction du sommet, ce n'est pas un œuf qui atteindra le sommet.

En revanche, la réaction inverse est possible dans le cas des deux charges de signe opposé qu'il est possible de séparer en fournissant de l'énergie extérieure. Pourtant ces deux situations opposées ne peuvent pas être prédites par le seul premier principe de la thermodynamique.

Le deuxième principe de la thermodynamique permet de prendre en compte ces deux notions de base, spontanéité et irréversibilité, en introduisant le concept d'état ordonné. Il s'accompagne de la définition d'une nouvelle variable d'état : ***l'entropie*** du système.

2) Entropie d'un système

Considérons le cas d'une transformation spontanée, celle-ci peut être réversible ou irréversible.

- ***Cas d'une transformation réversible*** : lorsque les charges électriques de signe opposé sont à distance l'une de l'autre, elles se comportent l'une par rapport à l'autre de manière désordonnée et aléatoire. Si elles passent à proximité l'une de l'autre, l'action du champ électrique qu'elles génèrent les fait fusionner dans un état nettement plus ordonné. En fournissant de l'énergie extérieure, le processus inverse est possible et ramène le système que constituent les deux charges dans un état désordonné. Selon le sens de la transformation, il peut y avoir alternativement passage d'un état de désordre à un état d'ordre et d'un état d'ordre à un état de désordre.

- ***Cas d'une transformation irréversible*** : dans l'exemple de l'œuf qui tombe, celui-ci présente une structure moléculaire complexe et parfaitement définie, conséquence du «savoir faire» de la poule qui l'a pondue. L'œuf est dans un état parfaitement ordonné. A l'inverse au terme de sa chute, celui-ci passe à un état désordonné. Le fait de fournir de l'énergie n'a pas permis de retour à l'état ordonné antérieur. De telle sorte que cette fois la transformation inverse d'un état de désordre à un état d'ordre est parfaitement impossible même en fournissant de l'énergie extérieure.

Pour tenir compte de ces changements d'état, on définit une nouvelle variable d'état *l'Entropie* S. Sa variation est liée à la fois à la quantité d'énergie échangée sous forme de chaleur et à la température du système telle que :

$$\Delta S = \frac{\Delta U}{T} \qquad (\text{Joule.K}^{-1})$$

La thermodynamique statistique a permis d'établir que l'entropie traduit le caractère plus ou moins ordonné du système. Comme la chaleur elle dépend de l'agitation des molécules composant le système.

3) Variation de l'entropie d'un système

Quelque soit le système, l'entropie d'un état désordonné est supérieure à celle d'un état ordonné. C'est une conséquence directe de l'agitation moléculaire. Prenons l'exemple d'un nombre fini de molécules à l'état gazeux. Plus le volume occupé par ces molécules est grand, plus le système est désordonné et plus l'agitation moléculaire est facilitée. Il s'en suit une valeur élevée de l'entropie S associée à un état désordonné.

Au contraire si le volume diminue, les molécules sont plus rapprochées les unes des autres ce qui limite leur possibilité d'agitation, le système est plus ordonné mais S diminue. A l'extrême, le passage à un état solide associé à un état encore plus ordonné s'accompagne d'une agitation moléculaire restreinte et d'une entropie faible.

L'étude de la variation d'entropie permet ainsi de prévoir l'évolution d'un système. En reprenant les deux exemples précédents et en faisant l'hypothèse que chacun d'eux constitue un système isolé, il est possible de caractériser les deux types de transformation indépendamment du niveau énergétique ou de l'enthalpie du système.

- ***Cas d'une transformation réversible*** : le passage d'un état désordonné (état 1) à un état ordonné (état 2) observé lors de l'attraction des charges de signe opposé (figure 1.2) s'accompagne d'une diminution de l'entropie du système avec $\Delta S_{12}<0$. La transformation inverse (séparation des charges) sera associée à une variation positive de l'entropie telle que $\Delta S_{21}>0$.

La transformation sera dite réversible si ces variations ont la même valeur absolue avec :

$$\Delta S = \Delta S_{12} + \Delta S_{21} = 0$$

ΔS représentation la variation d'entropie globale du cycle de transformation réversible.

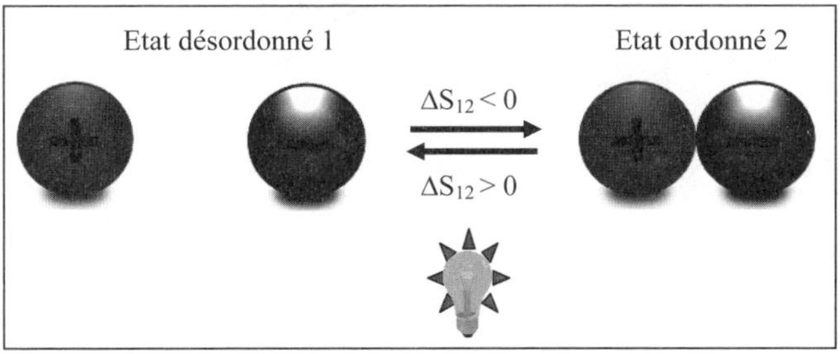

Figure 1.2 Exemple de transformation réversible : attraction de deux charges de signe opposé avec $\Delta S=\Delta S_{12}+\Delta S_{21}=0$

Le cycle de la vie d'un organisme vivant peut en première approximation être assimilé à une transformation réversible. Les synthèses de molécules complexes, protéines notamment et la formation de cellules à partir de molécules ou d'atomes simples dispersés font passer le système d'un état désordonné à un état très ordonné moyennant un apport énergétique important associé à une variation négative de l'entropie. Puis spontanément survient la mort de la cellule ou de l'organisme avec retour à un système désordonné associé à une variation positive de l'entropie.

- ***Cas d'une transformation irréversible*** *:* dans l'exemple de l'œuf (figure 1.3), le système évolue d'un état ordonné (état 1) vers un état désordonné (état) associé à une variation positive de l'entropie, tel que $\Delta S_{12} > 0$. La transformation étant irréversible il est impossible de revenir à l'état initial ordonné, de telle sorte que la variation d'entropie associé à une transformation irréversible reste positive.

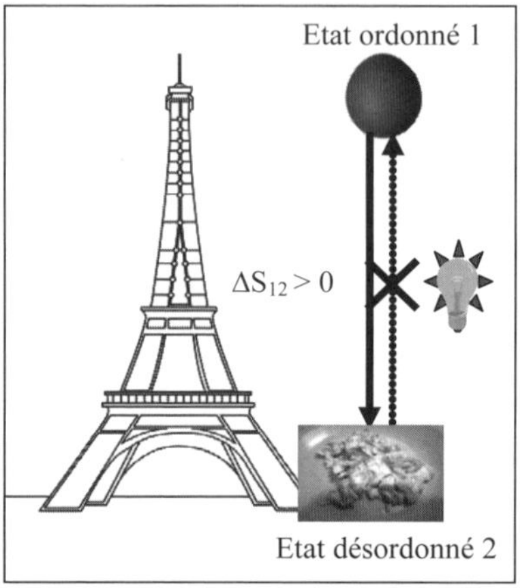

Figure 1.3 Exemple de transformation irréversible : chute d'un œuf sous l'effet de la pesanteur avec $\Delta S_{21} > 0$.

Ainsi, le deuxième principe de la thermodynamique implique que la variation du niveau d'entropie de l'univers est positive du fait de son expansion et de l'augmentation du désordre qui en résulte.

D'une manière générale, en ce qui concerne les échanges à l'intérieur des organismes vivants, l'évolution se fait le plus souvent vers un état de désordre maximum en tenant compte des deux premiers principes de la thermodynamique. C'est pourquoi on est amené, pour expliquer ces échanges, à une nouvelle fonction d'état qui intègre aussi bien la notion d'enthalpie que celle d'entropie : **l'enthalpie libre**.

1) Enthalpie libre du système G (énergie de Gibbs)

La majorité des réactions spontanées observées dans un organisme vivant dégage de l'énergie, ce qui se traduit par une diminution de l'enthalpie. Par ailleurs, le caractère spontané de ces réactions s'accompagne d'une augmentation de l'entropie.

En d'autre terme, la spontanéité est favorisée si simultanément on minimise l'enthalpie H et on maximise l'entropie S ou encore, si on minimise -S. Pour tenir compte de cette minimisation globale, on peut introduire une nouvelle fonction d'état, l'enthalpie libre G du système, telle que :

$$G = H - TS \qquad \text{(Joule)}$$

Par conséquent, la variation d'enthalpie libre s'exprime :

$$\Delta G = \Delta H - T\Delta S - \Delta TS$$

Dans le cas d'une solution, l'enthalpie de la solution s'exprime en $J.mole^{-1}$. La température T (K) assure l'homogénéité de la relation avec S en $J.mole^{-1}.K^{-1}$ et H en $J.mole^{-1}$.

Lorsque la température initiale est égale à la température finale $\Delta T = 0$, alors :

$$\Delta G = \Delta H - T\Delta S$$

ce qui permet, dans ces conditions, de relier directement la variation d'enthalpie libre à la variation d'enthalpie et d'entropie.

Les réactions spontanées sont caractérisées la plupart du temps, par une variation négative de l'enthalpie libre associant baisse de l'enthalpie ($\Delta H<0$) et augmentation de l'entropie ($-T\Delta S<0$). Plus rarement, elles correspondent à une augmentation faible de l'enthalpie ($\Delta H>0$) associée à une augmentation plus marquée de l'entropie ($-T\Delta S<0$).

L'évolution normale d'un système vivant se fait vers un état pour lequel l'enthalpie libre G est minimum. Cet état est appelé état d'équilibre et correspond alors à $\Delta G=0$. Cette notion d'état d'équilibre constitue une caractéristique fondamentale des échanges dans un organisme vivant.

Une autre caractéristique fondamentale de ces échanges est d'avoir lieu dans un milieu ou l'eau représente le composé de base (2/3 d'un organisme humain). Dans ces conditions, les échanges concernent des molécules en solutions, ce qui impose d'étudier le cas particulier de la thermodynamique des solutions.

2) Thermodynamique des solutions : potentiel chimique

L'énergie libre d'une solution n'est pas égale à celle du solvant. C'est une fonction d'état qui dépendra de chacun des constituants de la solution. Considérons un solvant, comme de l'eau pure, dans laquelle on ajoute des quantités croissantes de soluté pour former une solution de plus en plus concentrée. Il s'ensuit une variation de l'enthalpie libre ΔG de la solution proportionnelle au nombre de mole de soluté rajouté. Soit pour un soluté unique :

$$\Delta G = \mu \Delta n$$

avec Δn le nombre de mole de soluté rajouté dans la solution.

Par définition, le coefficient de proportionnalité μ est appelé ***potentiel chimique*** de la solution. Il est égal à la variation de l'enthalpie libre ΔG du système par rapport à la quantité de matière Δn de soluté.

Considérons une solution obtenue par l'introduction de n_i mole de soluté dans n_0 mole de solvant, on pourrait démontrer que le potentiel chimique de la solution vaut :

$$\mu_i = \mu^0{}_i + RTLn\left(\frac{n_i}{n_i + n_0}\right) = \mu^0{}_i + RTLn(x_i) \approx \mu^0{}_i + RTLn(C_i)$$

avec la R constante des gaz parfait (8,31 $J.mol^{-1}.K^{-1}$), T la température en degré Kelvin, x_i la fraction molaire de la solution et μ_i le potentiel chimique standard d'une mole de soluté pure à température et pression normales (0°C et 1,013.10^5 Pa). Les valeurs des potentiels chimiques standards sont disponibles dans des tables.

Lorsque la solution est très diluée, n_i est petit devant n_0 et x_i tend vers C_i la concentration molaire ($mole.L^{-1}$) de la solution. Ce sera toujours le cas pour les solutions composant les organismes vivants.

A ce stade et pour conclure ce chapitre, il est déjà possible de définir les conditions thermodynamiques associées aux mécanismes d'échanges de molécules en solution, notamment dans les phénomènes de diffusion libre. Considérons ainsi deux compartiments séparés par une cloison imperméable. Plaçons une solution constituée d'un solvant et d'un soluté de concentration C_1 dans le premier compartiment et le même solvant pure dans le second (figure 1.4). Lorsque l'on supprime la cloison et que les deux compartiments sont mis en contact on observe, spontanément et sous l'effet de l'agitation moléculaire, un transport de molécules du solvant du compartiment 1 vers le compartiment 2 jusqu'à égalisation des concentrations.

Sur le plan thermodynamique, cette situation correspond à la transformation la plus probable associée à une évolution spontanée vers un état de désordre maximum; le maintien de toutes les molécules dans le compartiment 1 qui serait associé à l'état d'ordre maximum étant tout à fait improbable. Ceci se traduit par une augmentation de l'entropie ΔS du mélange par comparaison à celle de la solution initiale dans le compartiment 1.

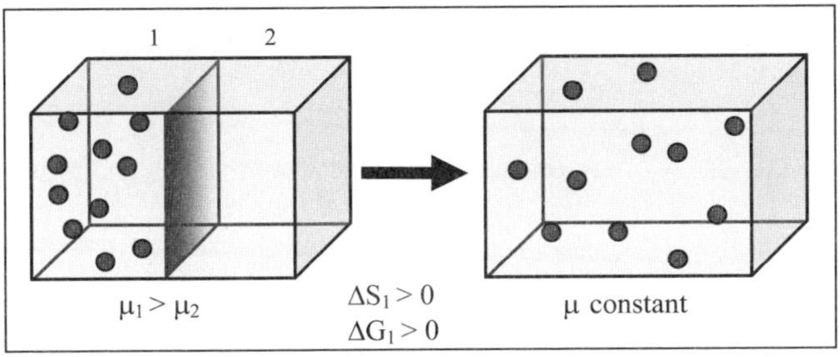

Figure 1.4 Diffusion des molécules de soluté en solution sous l'action d'un gradient de potentiel chimique.

Le caractère spontané de la transformation est également associé à une diminution de l'enthalpie ΔH et de l'enthalpie libre ΔG. De même, au niveau du compartiment 1, la baisse de la concentration aboutit à une diminution du potentiel chimique μ_1 alors que μ_2 augmente dans le compartiment 2. La situation d'équilibre est alors caractérisée par ***l'égalisation des potentiels chimiques*** des deux compartiments. A l'équilibre les variations des différentes variables d'état ΔH, ΔG et ΔS sont nulles.

De plus le gradient de potentiel chimique observé à l'état initial représente le module de la force à l'origine du transport des molécules de soluté jusqu'à que celui-ci s'annule à l'équilibre.

CARACTÉRISTIQUES BIOPHYSIQUES DES MEMBRANES BIOLOGIQUES

I. Définitions

On appelle membrane, toute interface entre 2 compartiments biologiques, la plupart du temps liquidiens. Cette interface ne joue pas seulement un rôle de cloison et d'enveloppe, mais elle participe aussi activement aux échanges et aux transformations métaboliques. Dans le domaine médical, deux grands types de membranes peuvent être individualisées : les membranes biologiques et les membranes artificielles.

1) Les membranes biologiques

Parmi les membranes biologiques, la membrane plasmique qui enveloppe la cellule joue un rôle fondamental dans les échanges entre la cellule et le milieu extracellulaire. D'autres organites intracellulaires sont également dotés d'une membrane, c'est le cas notamment du réticulum endoplasmique et de l'appareil de Golgi.

Chez l'homme, diverses structures histologiques membranaires constituent des zones d'échanges majeurs. Ainsi les parois capillaires qui séparent le milieu plasmatique du milieu interstitiel, les glomérules rénaux qui séparent le plasma de l'urine primitive ou la membrane alvéolo-capillaire.

2) Les membranes artificielles

Utilisées, par exemple lors des séances d'hémodialyse ou en réanimation dans les oxygénateurs, ces membranes possèdent des propriétés proches des membranes biologiques mais sont fabriquées artificiellement.

Certaines d'entre elles sont constituées de film de polymère de synthèse ou de céramique percés de pores de taille variable et pouvant se présenter sous différentes formes (plane, tubulaire, spiralée ...).

D'autres peuvent avoir une composition en simple ou en bicouche lipidique. Parmi ces membranes, les liposomes constituent un modèle particulièrement intéressant sous la forme de vésicule artificielle formée par des bicouches lipidiques concentriques, emprisonnant entre elles des compartiments aqueux. Ils sont de plus en plus développés comme vecteurs de médicaments. Leur utilisation première est le ciblage de principes actifs. Les liposomes peuvent retenir plusieurs types de composés qu'ils soient hydrosolubles (encapsulés dans la phase aqueuse), liposolubles ou amphiphiles (empaquetés dans la bicouche lipidique).

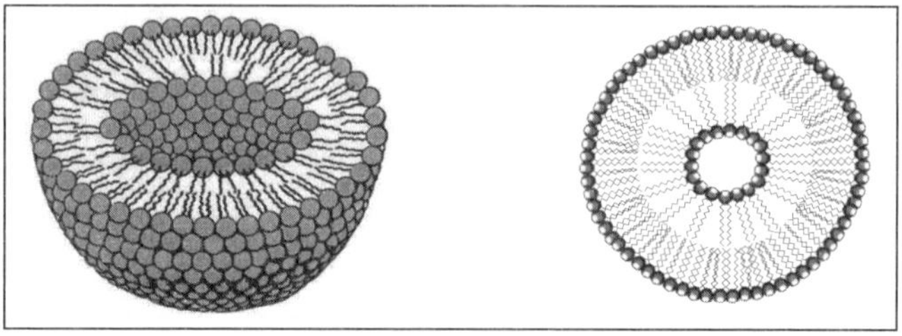

Figure 2.1 : Représentation schématique d'un liposome en bicouche lipidique

II. Composition et structure de la membrane plasmique : modèle biophysique de la mosaïque fluide

Le modèle biophysique a pour objectif de décrire les structures membranaires impliquées dans les mécanismes de transport. L'étude détaillée de la composition moléculaire et des réactions biochimiques mises en jeu fait l'objet de l'enseignement de biologie moléculaire et de biologie cellulaire. Seules seront rappelées les bases nécessaires à la compréhension des mécanismes de transport.

Les deux structures élémentaires de la membrane cellulaire, à savoir la double couche lipidique et les protéines ou glycoprotéines membranaires, participent directement aux phénomènes de transport.

1) Double couche lipidique

Elle est essentiellement composée de phospholipides (glycéro-phospholipides et sphingolipides) et de stérols principalement le cholestérol.

- ***Les Phospholipides*** : ils sont constitués de deux longues chaînes hydrocarbonées lipophiles ayant peu d'affinité pour l'eau (hydrophobe) et d'un groupement polaire hydrophile ayant une forte affinité pour l'eau.

Les propriétés physiques de cette structure en bicouches dépendent de la composition en acide gras qui est variable d'un organisme à l'autre et d'un type cellulaire à l'autre. Les phospholipides font l'objet de mouvements moléculaires complexes (rotation, déplacement latéral, bascule d'un feuillet à l'autre) et constants. Ils contribuent à la fluidité de la membrane et au concept de ***mosaïque fluide*** décrit par Singer et Nicholson.

La température peut notamment influencer les propriétés physiques de la membrane. Ainsi, une diminution de la température se traduit par une diminution de la fluidité de la membrane.

- ***Le cholestérol*** : il intervient dans la stabilisation et la composition de la membrane en favorisant la constitution de domaines plus ordonnés limitant les capacités de déplacement des protéines.

Cette structure physico-chimique particulière permet d'expliquer certaines propriétés de la perméabilité membranaire. Les molécules hydrophobes neutres, à condition de ne pas être trop volumineuses, comme les acides gras et les stéroïdes n'ont pas de difficulté à traverser les membranes par simple diffusion passive en fonction du gradient de concentration de part et d'autre de la membrane. Il en va de même des molécules non polaires, donc non hydratées comme l'O_2.

A l'inverse, les molécules polaires hydrophiles, surtout si elles sont volumineuses, auront du mal ou ne seront pas en mesure de diffuser à travers la double couche lipidique. A ce titre le passage de l'eau est exemplaire. Les molécules d'eau pénètrent facilement au niveau des régions polaires hydrophiles. Par contre, leur passage au niveau des chaînes hydrophobes s'effectue grâce aux mouvements de déplacement permanent de ces chaînes, libérant ainsi des espaces pour la traversée des molécules d'eau.

2) Les protéines et glycoprotéines

Les protéines et glycoprotéines jouent un rôle-clé dans les échanges transmembranaires. On distingue au sein de la double couche lipidique deux grands types de protéines (figure 2.2).

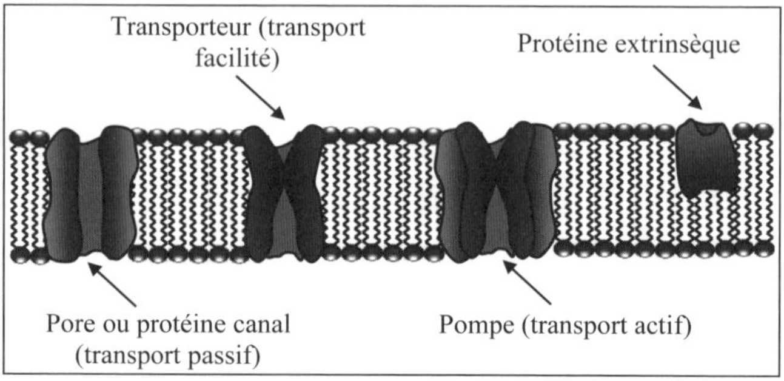

Figure 2.2 : protéines de transport

Les protéines extrinsèques sont solubles dans l'eau grâce à la présence d'une partie hydrophile, elles sont faiblement fixées à la membrane et interviennent peu dans les mécanismes de transport.

A l'inverse, ***les protéines intrinsèques*** sont insolubles dans l'eau et fortement fixées à la membrane grâce à des domaines hydrophobes, elles constituent de véritables protéines trans-membranaires.

Le rôle de ces protéines ou glycoprotéines est extrêmement diversifié. Elles interviennent dans grand nombre de fonctions métaboliques ou de signalétiques (récepteurs antigéniques ou hormonaux, sites de fixation moléculaire, protéines de transduction, ...).

Certaines d'entre elles participent directement aux mécanismes de transport et d'échanges. Il est alors possible de les classer en fonction du type de transport impliqué.

- ***Les protéines de transports passifs*** *:* les protéines de transports passifs fournissent aux molécules polaires un environnement hydrophile. Elles peuvent être divisées en deux grandes catégories, les pores et les protéines canaux.

Les ***pores*** laissent passer les ions et les molécules organiques de façon *non spécifique*. Ces protéines tubulaires permettent le passage des molécules du solvant, l'eau et de certaines molécules du soluté en fonction de leur diamètre et de leur poids moléculaires.

A l'inverse des pores, les ***protéines canaux*** *sont spécifiques* vis à vis des molécules qui les traversent. Ainsi les canaux Na^+

existant au niveau des épithéliums permettent un flux de sodium 10 fois supérieur à celui du potassium. Cette différence est liée à la taille du passage qui s'ouvre au sein de la protéine. Les canaux n'existent que sous deux états, ouvert ou fermé, quel que soit le stimulus d'ouverture qui peut être la liaison d'un ligand sur un site spécifique de la protéine (*protéines canaux ligand dépendant*) ou la variation de la différence de potentiel de part et d'autre de la membrane (*protéines canaux voltage dépendant*).

- ***Les protéines de transports facilités*** : elles accélèrent le transport de certaines molécules, en jouant le rôle de transporteurs spécifiques qui changent de conformation pour déplacer des molécules d'un côté à l'autre d'une membrane. Il existe ainsi des transporteurs spécifiques pour le glucose ou l'eau.

- ***Les protéines de transport actif ou pompes*** : comme précédemment, ce sont des transporteurs spécifiques. De plus, ces transporteurs consomment de l'énergie fournie par de la dégradation de l'ATP en ADP, pour assurer le passage transmembranaire contre le gradient de concentration. La protéine qui assure le transport est également responsable de l'hydrolyse de l'ATP d'ou son nom d'ATPase membranaire. Il existe plusieurs types d'ATPase en fonction de la nature des ions transportés (Na^+/K^+, Ca^{++}, H^+).

Ces protéines sont mobiles au sein de la double couche, participant ainsi au concept de mosaïque fluide. Elles sont en particulier mobilisables en fonction des nécessités de transport.

III. Principaux types de transport à travers une membrane biologique

L'étude de la composition de la membrane cellulaire à permis de mettre en évidence trois grands types de transport.

1) Transports passifs

Lors d'un transport passif, les molécules sont transportées sous l'effet d'une *force extérieure à la membrane.* Quelle que soit la modalité de transport (diffusion, migration ou convection, le flux de substance transportée s'exprime toujours par une relation du type :

$$J_i = B_i C_i X_i$$

avec :

- J_i le flux de substance de nature i transportée, c'est-à-dire la quantité de substance transportée par unité de surface et par unité de temps exprimée selon les cas en $mol.m^{-2}.s^{-1}$, en $g.m^{-2}.s^{-1}$ voir en $L.m^{-2}.s^{-1}$.

- B_i le coefficient de mobilité de la substance i. Il représente la plus ou moins grande capacité de mobilisation associée à la force extérieure.

- C_i la concentration de la substance i du coté où s'exerce la force.

- X_i l'intensité de la force qui agit sur la substance i. La nature de cette force est variable et définie en fonction de la modalité du transport. Il a été vu précédemment qu'elle correspond, dans le cas de diffusion par agitation moléculaire, au gradient de potentiel chimique.

2) Transports facilités

Lors de transports facilités, les molécules sont transportées en fonction de leur gradient de concentration, mais la relation entre la quantité de substance transportée et la force extérieure cesse d'être linéaire du fait de la mise en jeu d'un transporteur spécifique. Ce type de transport est saturable et le flux de substance transportée limité par l'accessibilité au transporteur.

3) Transports actifs

Dans ce mode, le transport s'effectue contre le gradient de concentration et nécessite une source d'énergie interne fournie par la membrane lors de l'hydrolyse de l'ATP. Ce transport est assuré par les pompes ATPase membranaires.

TRANSPORTS PASSIFS DES MOLÉCULES EN SOLUTION

I. Généralités

Les transports passifs de molécules en solution sont la conséquence d'une force physique d'origine extérieure à la membrane. Les lois s'appliquent pour tout déplacement de molécules en solution qu'il y ait ou non présence d'une membrane, la membrane n'étant pas source d'énergie. Il convient de préciser cette action de la membrane en distinguant d'une part les membranes sélectives qui jouent un rôle de filtre et laissent passer les molécules en fonction de leur taille ou de leur poids moléculaire indépendamment de leur nature comme les pores. D'autre part, les membranes peuvent également être spécifiques d'un type particulier de molécule. C'est le cas des membranes munies de protéines canaux.

La classification des modalités de transport passif dépend de la nature de la force qui agit et de l'origine de l'énergie permettant le déplacement des molécules. Il est ainsi possible de définir trois modalités distinctes qui recouvrent les transports par diffusion, migration et convection.

Il est classique pour les illustrer de prendre l'exemple d'enfants jouant dans un coin d'une cours de récréation et que les instituteurs cherchent à déplacer. Pour y parvenir trois méthodes peuvent être envisagées.

- ***La diffusion*** *ou « méthode inconsciente»* : c'est la plus simple. Elle consiste à laisser les enfants se déplacer librement. Si les enfants s'agitent dans le coin, il est possible que de temps en temps, l'un d'entre eux soit expulsé du groupe.

Le déplacement est le fruit du hasard. Dans ce cas, aucune force extérieure n'agit sur les enfants. En revanche ceux-ci utilisent leur propre énergie pour se déplacer (figure 3.1). La diffusion se caractérise ainsi par l'action d'une force interne au système et d'une énergie de déplacement également interne.

Dans le cas de molécules neutres en solution le déplacement est le reflet de l'agitation moléculaire thermique, c'est-à-dire de l'énergie propre aux molécules. La force interne à l'origine du déplacement est l'existence d'une différence de potentiel chimique.

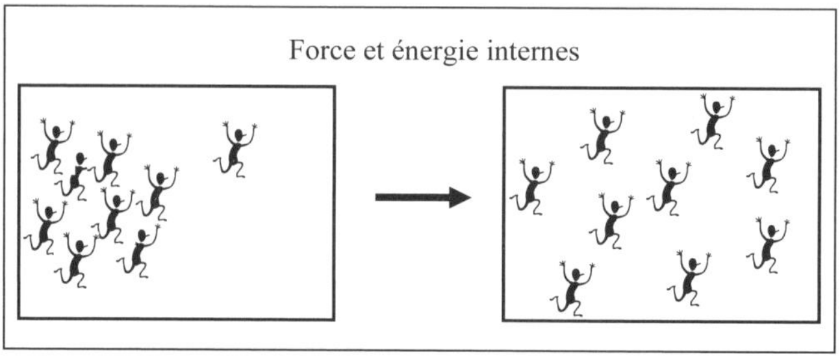

Figure 3.1 Diffusion inconsciente

- ***La migration*** *ou «méthode douce»* : Il peut arriver, notamment s'il fait très froid que les enfants restent groupés et que la méthode inconsciente ne suffisent pas. Les instituteurs peuvent alors avoir recours à un subterfuge en plaçant par exemple à l'autre extrémité de la cour un sac de billes. Les enfants ressentent une attraction irrépressible dans un sens précis, celui du sac de billes.

Cette fois-ci la force mise en jeu, correspondant à l'attraction exercée par les billes, est extérieure. Pour se déplacer, les enfants fournissent toujours leur propre énergie potentielle (figure 3.2).

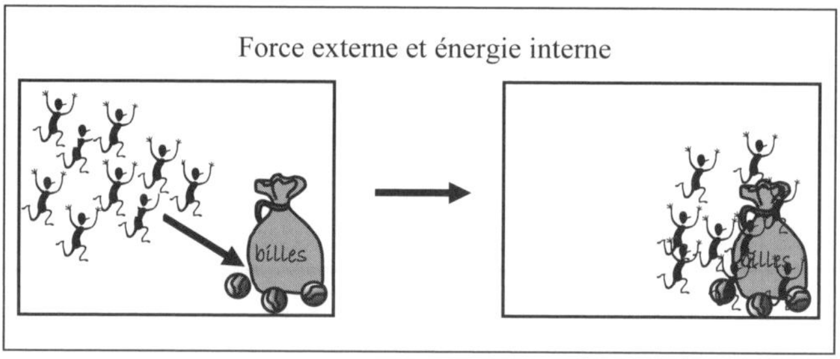

Figure 3.2 Migration douce

La migration se caractérise ainsi par l'action d'une force externe au système et d'une énergie de déplacement interne. Rapporté à des molécules en solution, un tel déplacement est caractérisé par une force appliquée sur la molécule, de direction et de sens parfaitement définis, associé à un champ de potentiel qui peut être électrique pour une molécule chargée ou gravitationnel.

Ces forces seront à l'origine de la migration des ions et des molécules chargées et du principe de la centrifugation. Par ailleurs les molécules puisent dans leur propre énergie potentielle l'énergie nécessaire pour se déplacer.

- ***La convection*** *ou «méthode forte»* : l'astuce du sac de billes n'étant pas toujours efficace, les instituteurs peuvent avoir recours aux grands moyens et forcer le déplacement des enfants en les poussant d'un bout à l'autre de la cours de récréation. La force et l'énergie nécessaires à l'origine du déplacement sont toutes deux extérieures aux enfants et proviennent des instituteurs eux-mêmes (figure 3.3).

La convection se caractérise ainsi par l'action d'une force externe au système et d'une énergie de déplacement également externe.

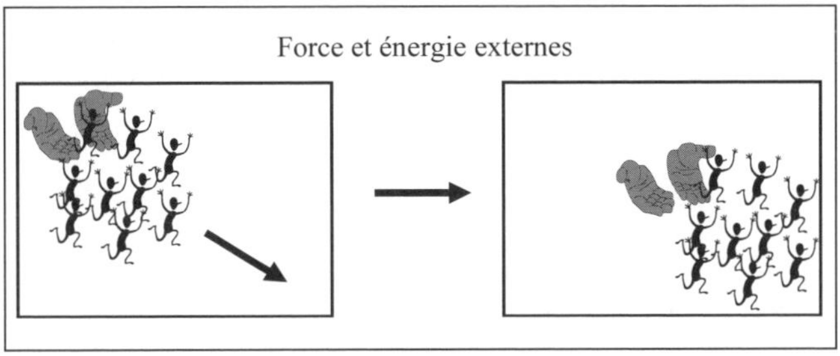

Figure 3.3 Convection forte

Dans le cas de molécules, ce déplacement est caractérisé par une force appliquée sur la molécule de direction et de sens parfaitement définis et une énergie apportée par l'extérieur. Un exemple fondamental de convection dans l'organisme est l'écoulement sanguin sous l'effet d'une différence de pression, l'énergie étant apportée par la pompe cardiaque. Le théorème de Bernoulli en est l'illustration.

II. Les transports par diffusion

La diffusion est caractérisée par *l'absence de force extérieure* aux molécules. Le déplacement est le reflet de l'agitation moléculaire thermique, c'est à dire de l'énergie propre aux molécules et la force interne à l'origine du déplacement est l'existence d'une différence de potentiel chimique.

Les membranes ne fournissant pas d'énergie lors de la

diffusion, il convient de séparer les cas de la diffusion libre en l'absence de membrane de celui de la diffusion membranaire ou interviendra la notion de sélectivité.

1) Diffusion libre en l'absence de membrane (Loi de Fick)

Les phénomènes de diffusion sont la *conséquence d'une différence de concentration* entre deux points d'un système provoquant un mouvement de molécules.

a) Données expérimentales

Soit une cuve séparée par une paroi imperméable de surface S en deux volumes égaux (figure 3.4). Dans chaque compartiments on place une même solution moléculaire de concentration différente tel que $C_1 > C_2$. Lorsqu'on enlève la paroi, on observe une égalisation progressive des concentrations de telle sorte qu'au bout d'un temps très long, la concentration en tout point du réservoir soit égale avec :

$$C = \frac{C_1 + C_2}{2}$$

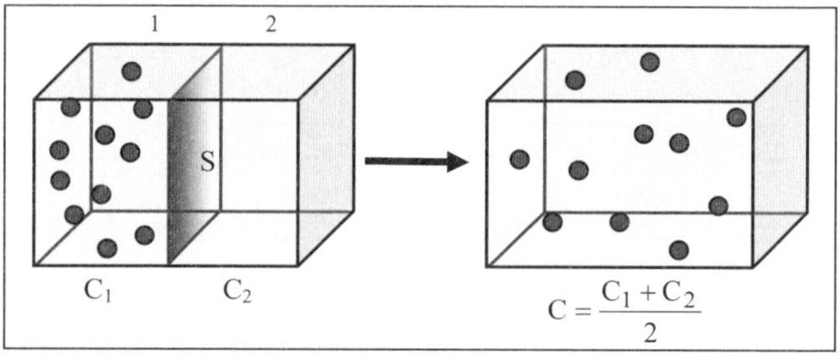

Figure 3.4 Diffusion des molécules de soluté en solution

La diffusion est la conséquence de l'agitation moléculaire. Celle-ci existe au niveau des deux compartiments, mais le nombre de molécules de soluté présent en 1 étant supérieur au nombre de molécules présent en 2, la probabilité de diffusion de 1 vers 2 est supérieure à la probabilité de 2 vers 1 ce qui vient à équilibrer progressivement les concentrations.

L'égalité des concentrations s'effectuant progressivement, le phénomène de diffusion peut s'exprimer sous la forme du débit d'une certaine quantité de matière n par unité de temps tel que :

$$\frac{dn}{dt} = J_D S \qquad (\text{mol.s}^{-1})$$

avec J_D le flux de substance par unité de temps ($mol.m^{-2}.s^{-1}$) et S la surface de la section traversée (m^2).

b) Expression du flux de matière : loi de Fick

L'inégalité des concentrations de part et d'autre de la paroi se traduit par une inégalité des potentiels chimiques notés μ_i^1 et μ_i^2. Lorsque l'on retire la paroi, sous l'effet de l'agitation moléculaire et en vertu du principe de maximisation de l'entropie, on observe à l'équilibre une égalisation des potentiels chimiques telle que :

$$\mu_i^1 = \mu_i^2$$

La force qui agit sur une mole du composée i correspond au gradient de potentiel chimique (figure 3.5) par unité de longueur et s'écrit :

$$F_D = -\frac{d\mu_i}{dx}$$

Le signe négatif traduit le fait que le potentiel chimique du compartiment 1 est supérieur à celui du compartiment 2 et que le compartiment 1 est pris comme référence. Lors de la diffusion, le potentiel chimique a donc tendance à diminuer en 1 et augmenter en 2.

D'après la loi générale des transports passifs, le flux de diffusion libre s'exprime :

$$J_D = B_i C_i F_D = -B_i C_i \frac{d\mu_i}{dx} \quad (mol.m^{-2}.s^{-1})$$

avec B_i le coefficient de mobilité mécanique et C_i le nombre de moles par unité de volume.

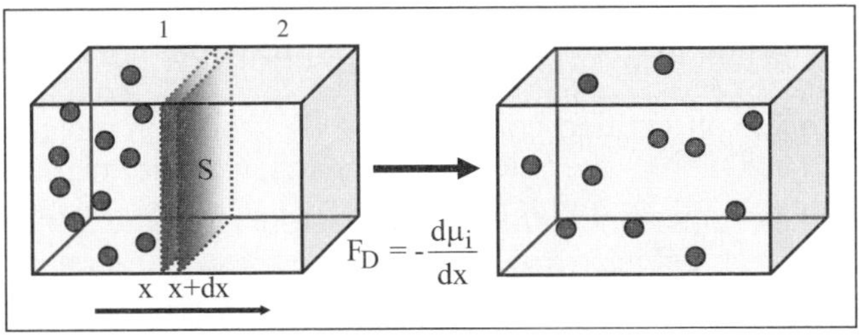

Figure 3.5 Diffusion des molécules de soluté par action d'un gradient de potentiel chimique

Le gradient de concentration étant plus facile à déterminer expérimentalement que le gradient de potentiel chimique, il est d'usage d'exprimer le flux de diffusion libre par la relation :

$$J_D = -B_i RT \frac{dC_i}{dx} = -D_i \frac{dC_i}{dx}$$

D_i est appelé coefficient de diffusion ($m^2.s^{-1}$). D'où l'expression de la ***Loi de Fick*** qui estime le débit de substance transportée :

$$\frac{dn}{dt} = J_D S = -SD_i \frac{dC_i}{dx} \qquad (mol.s^{-1})$$

Le déplacement des molécules se fait du milieu le plus concentré vers le milieu le moins concentré.

Démonstration

Soit $\frac{d\mu_i}{dx} = \frac{d\mu_i}{dC_i}\frac{dC_i}{dx}$ avec $\mu_i = \mu^0{}_i + RTLn(C_i)$

$$\rightarrow \quad \frac{d\mu_i}{dx} = \left(\frac{d\mu_i^0}{dC_i} + RT\frac{d(LnC_i)}{dC_i}\right)\frac{dC_i}{dx}$$

avec μ_i^0 constant d'où :

$$\frac{d\mu_i^0}{dC_i} = 0 \quad \text{et} \quad \frac{d(LnC_i)}{dC_i} = \frac{1}{C_i} \rightarrow \frac{d\mu_i}{dx} = RT\frac{1}{C_i}\frac{dC_i}{dx}$$

Ainsi $J_D = -B_i C_i \frac{d\mu_i}{dx} = -B_i C_i RT \frac{1}{C_i}\frac{dC_i}{dx} = -B_i RT \frac{dC_i}{dx}$

et en posant : $D_i = B_i RT \rightarrow J_D = -D_i \frac{dC_i}{dx}$

c) Signification du coefficient de diffusion

La diffusion est une conséquence de l'agitation moléculaire et traduit l'agitation thermique. L'agitation thermique étant proportionnelle à la température, la diffusion est favorisée par l'élévation de celle-ci.

Au contraire, les forces de frottement F_f liées aux molécules de solvant s'opposent à la diffusion. Pour un solvant et un type de soluté donné, ces forces sont égales au produit du coefficient de frottement f ($Kg \cdot s^{-1}$) par la vitesse v de déplacement des molécules soit $F_f = fv$.

La prise en compte de ces deux phénomènes contradictoires fournit une expression du coefficient de diffusion :

$$D_i = \frac{kT}{f} = \frac{RT}{\mathcal{N}f}$$

avec k la constante de Boltzmann ($1{,}38.10^{-23} J.K^{-1}$) et $\mathcal{N}$ le nombre d'Avogadro ($6{,}02.10^{23}$ mol^{-1}).

A partir de la définition du coefficient de diffusion, on peut déduire la valeur de la mobilité mécanique B_i par mole :

$$B_i = \frac{1}{\mathcal{N}f} \qquad (s.Kg^{-1})$$

qui représente le rapport d'une vitesse par une force.

Le coefficient de frottement f dépend de la nature du solvant et de la masse et de la taille des molécules. Il augmente avec ces dernières. Le coefficient de diffusion augmente quand la T° augmente et diminue lorsque la masse et la taille des molécules augmentent.

d) Diffusion du solvant

L'agitation moléculaire n'épargne pas le solvant. Cependant la diffusion résultante est très peu perceptible car la différence du nombre de molécules de solvant entre les deux compartiments est très faible. La diffusion s'effectue en sens inverse du soluté, le nombre de molécules de solvant étant plus grand dans le compartiment le moins concentré.

Il est possible de définir, comme pour le soluté, un coefficient de mobilité du solvant. Dans le cas de l'eau, il sera noté B_E.

2) Diffusion des molécules neutres à travers une membrane

La diffusion des molécules non chargées à travers une membrane suit également la loi de Fick, mais les coefficients de diffusion et de mobilité dépendent de la nature de la membrane. Il convient de considérer deux situations : celle d'une membrane non sélective qui laisse passer toutes les espèces moléculaires constituant le soluté et celle d'une membrane sélective.

a) Cas d'une membrane non sélective

Considérons deux compartiments séparés par une membrane biologique d'épaisseur e, percée de pores dont le diamètre est largement supérieur à celui des molécules du soluté (figure 3.6). Soit C_1 et C_2 les concentrations de part et d'autre de la membrane tel que $C_1>C_2$.

Le flux diffusif est proportionnel au gradient de concentration de part et d'autre de la membrane et vaut :

$$J_D = \frac{D_i}{e}(C_1 - C_2)$$

Par souci de simplification, le signe négatif a été volontairement supprimé, la diffusion s'effectuant du milieu le plus concentré vers le milieu le moins concentré. La diffusion dépend de la différence de concentration qui est indépendante de la membrane.

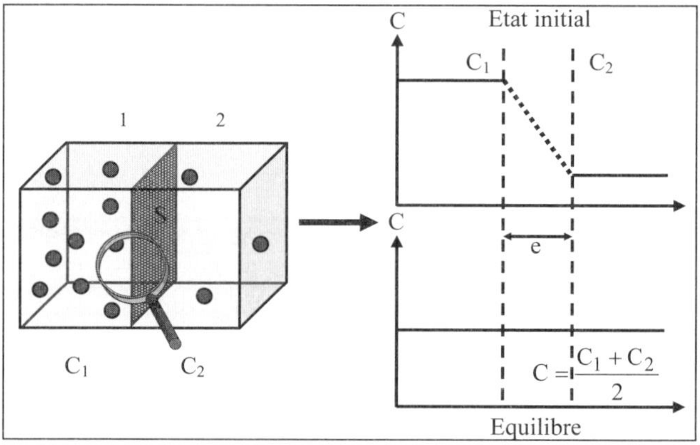

Figure 3.6 Diffusion de molécules neutres à travers une membrane non sélective

Le rapport du coefficient de diffusion de la solution et de l'épaisseur de la membrane est appelé *coefficient de perméabilité diffusif membranaire* du soluté :

$$P = \frac{D_i}{e} \qquad (m.s^{-1})$$

P a la dimension d'une vitesse. Il dépend de la membrane et en particulier, lorsque la membrane est non sélective, de son épaisseur. A l'inverse, le coefficient de diffusion de la solution est indépendant de la membrane. La loi de Fick s'exprime alors :

$$\frac{dn}{dt} = PS(C_1 - C_2)$$

avec S la surface totale des pores de la membrane

b) Cas d'une membrane sélective

L'expression précédente de la loi de Fick reste valable lorsque la membrane est sélective. Cependant, lorsque le diamètre des pores de la membrane devient inférieur à l'encombrement des molécules de soluté, la diffusion n'est plus possible ce qui annule le coefficient de perméabilité diffusif. La valeur de la masse molaire correspondant à ce cas de figure est appelée *point de coupure*.

Le coefficient de perméabilité diffusif P diminue, comme le coefficient de diffusion D, lorsque la masse molaire diminue jusqu'à devenir nul au point de coupure. Il reste nul pour toute molécule de soluté dont la masse molaire est supérieure (figure 3.7).

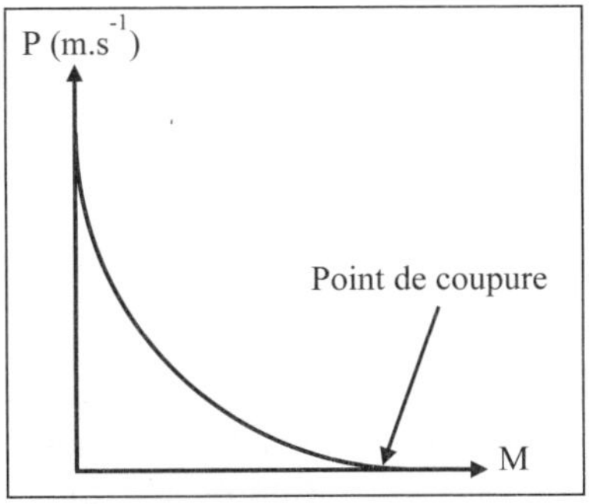

Figure 3.7 Coefficient de perméabilité diffusif à travers une membrane sélective selon la masse molaire du soluté

Lorsque la membrane est inégalement perméable aux divers solutés, la membrane est dite dialysante et la diffusion prend le nom de **dialyse**. C'est le principe de *l'épuration extrarénale* qui utilise des membranes artificielles dont les pores laissent passer les solutés de bas poids moléculaire (ions, urée, créatinine...) et sont imperméables aux solutés macromoléculaires (protéines...).

Le transport des molécules d'eau s'effectue sous l'effet d'une pression hydrostatique, c'est-à-dire par convection. La membrane artificielle peut être remplacée par le péritoine du patient. Encore appelé dialyse péritonéale, la dialyse peut alors se faire au domicile du patient.

L'endothélium capillaire joue également le rôle d'une membrane dialysante, assurant la diffusion des solutés de bas poids moléculaire tout en retenant les protéines à haut poids moléculaire comme l'albumine (figure 3.8). Les jonctions intercellulaires situées entre les cellules endothéliales jouent le rôle de pores sélectifs.

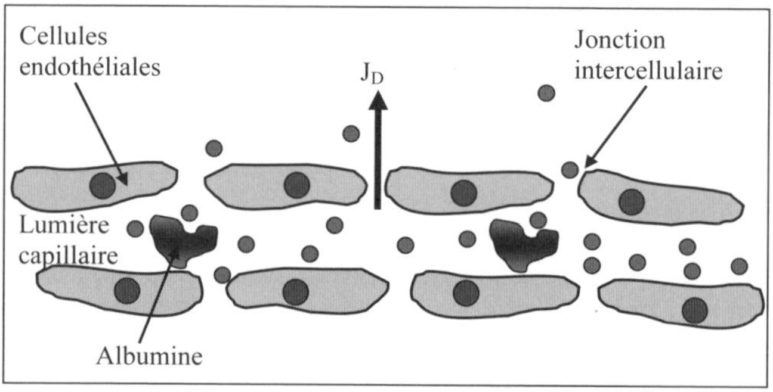

Figure 3.8 Diffusion des molécules de bas poids moléculaire à travers l'endothélium capillaire

Le tableau 3.I résume les valeurs du coefficient de perméabilité diffusif de l'endothélium capillaire pour des molécules de bas poids moléculaire croissant. Les coefficients peuvent être modifiés dans certains états pathologiques.

C'est le cas lors des réactions d'hypersensibilité allergique où la libération d'histamine, par les polynucléaires basophiles et les mastocytes, augmente la perméabilité capillaire et favorise l'apparition d'œdèmes. Cette action est inhibée par les antihistaminique H1.

Substances	P ($cm.s^{-1}$)
Urée	61.10^{-8}
Glucose	27.10^{-8}
Raffinose	11.10^{-8}

Tableau 3.I Coefficient de perméabilité diffusif de l'endothélium capillaire

3) Diffusion des molécules chargées à travers une membrane dialysante

La diffusion des molécules chargées, et notamment des ions, à travers une membrane présente des caractéristiques différentes de la diffusion des molécules neutres, du fait de la formation d'un champ électrique de part et d'autre de la membrane.

Les mécanismes de transport sont plus complexes et ne peuvent pas se résumer à l'application des seules lois de la thermodynamique. Ils différent selon que la membrane est sélective (*dialysante*) ou non.

Lorsque la membrane est non sélective, les mécanismes de transports sont mixtes, à la fois diffusifs et migratoires sous l'effet d'un champ électrique. Ils aboutissent, comme pour les molécules neutres, à un équilibre des concentrations mais avec une expression différente des flux qui prend en compte le coefficient de mobilité électrique. Ces notions seront décrites avec la migration sous l'effet d'un champ électrique (Chapitre 3 §III.1).

a) Données expérimentales

Considérons tout d'abord le cas d'une membrane dont les pores laissent passer les petits ions, mais pas les macromolécules comme les protéines. Ces protéines possèdent à leur surface z charges négatives correspondant, par exemple, aux groupements COO^- de leurs acides aminés.

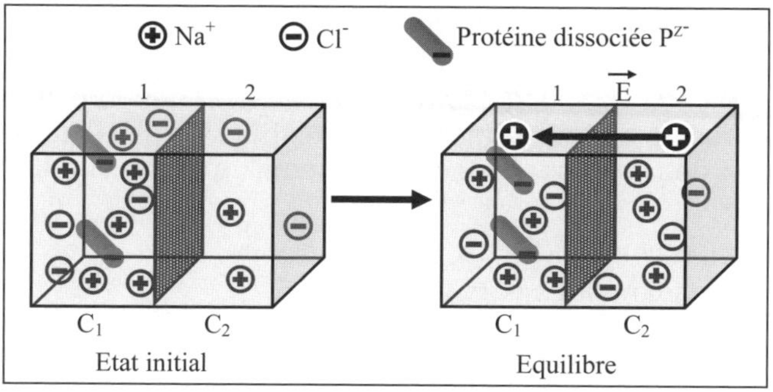

Figure 3.9 Conditions expérimentales de l'équilibre de Donnan

Plaçons les protéines P^{Z-},$_zNa^+$ ainsi que des ions Na^+ et Cl^- provenant de la dissociation du NaCl dans un premier compartiment à la concentration C_1, ainsi que des ions Na^+ et Cl^- sans protéine à la concentration C_2 dans un deuxième compartiment (figure 3.9).

A l'équilibre on observe une inégalité de concentration des ions sodium et la présence d'un gradient différence de potentiel de part et d'autre de la membrane associé à un champ électrique E.

b) Interprétation : équilibre de Donnan

Les lois de la thermodynamique, si elles étaient appliquées seules, devraient conduire, comme pour la diffusion de molécules neutres, à une égalisation des concentrations en Na^+ et en Cl^- entre les deux compartiments. Or, l'excès initial de Na^+ dans le compartiment 1, lié à la dissociation des protéines, aboutit à une concentration finale en Na^+ supérieure à celle du Cl^- dans le compartiment 2.

Ceci est en contradiction avec le respect de l'électroneutralité qui impose que, dans chaque compartiment la somme des charges positives soit égale à la somme des charges négatives. Dans le cas présent, le compartiment 2 présenterait un nombre de charges positives provenant du Na^+ supérieur au nombre de charge négative associé au Cl^-.

Pour respecter l'électroneutralité, une deuxième force intervient qui correspond à l'apparition d'un gradient de potentiel permanent provoqué par la non diffusion des macromolécules chargées négativement. Ceci à pour conséquence de maintenir dans le compartiment 1 un excès de Na^+, tout se passant comme si du Na^+ était attiré par la protéine.

Il s'en suit une inégalité de concentration des ions Na^+ et Cl^- dans le compartiment 1 mais avec respect de l'électroneutralité dans les deux compartiments qui peut s'exprimer dans notre exemple :

- compartiment 1 : $\{P^{Z-}\}_1 + \{Cl^-\}_1 = \{Na^+\}_1$
- compartiment 2 : $\{Cl^-\}_2 = \{Na^+\}_2$

avec {X} le nombre de charges

Cette inégalité de concentration prend le nom ***d'équilibre de Donnan*** qui dans le cas du Na^+ et du Cl^- s'exprime :

$$[Na^+]_1\,[Cl^-]_1 = [Na^+]_2\,[Cl^-]_2$$

c) **Loi de Nernst**

Sous l'action d'une double force, de diffusion et migration, la situation d'équilibre correspond à l'équilibre des potentiels électrochimiques des ions tel que :

$$\mu_1^e + \mu_1 = \mu_2^e + \mu_2$$

avec μ^e et μ respectivement les potentiels électriques et chimiques de chaque espèce d'ion dans chacun des compartiments. Dans le cas de deux ions monovalent comme le Na^+ (z=1) et le Cl^- (z=-1) issue de la dissociation du NaCl, le gradient de potentiel est défini par la ***loi de Nernst*** :

$$V_1 - V_2 = -\frac{RT}{zF} \mathrm{Ln} \frac{C_1}{C_2}$$

avec C_1 et C_2 les valeurs respectives des concentrations de chacun des ions dans les deux compartiments, soit pour les ions Na^+ :

$$V_1 - V_2 = -\frac{RT}{zF} \mathrm{Ln} \frac{[Na]_1}{[Na]_2}$$

et pour les ions Cl^- : $V_1 - V_2 = -\frac{RT}{zF} \mathrm{Ln} \frac{[Cl]_2}{[Cl]_1}$

> *Démonstration*
>
> Rappel : le potentiel électrique d'un ion est égal à $\mu^e = zFV$ avec F le Faraday (96500 C) et z le nombre de charges électriques élémentaires. Pour chaque espèce d'ion, l'équilibre électrochimique s'exprime :
>
> $$\mu^e{}_1\mathrm{ion} + \mu_1\mathrm{ion} = \mu^e{}_2\mathrm{ion} + \mu_2\mathrm{ion}$$
>
> $\rightarrow$ $zFV_1 + \mu^0\mathrm{ion} + RT\mathrm{Ln}C_1 = zFV_2 + \mu^0\mathrm{ion} + RT\mathrm{Ln}C_2$
>
> $\rightarrow$ $zF(V_1 - V_2) = -RT\mathrm{Ln}C_1 + RT\mathrm{Ln}C_2$
>
> $$\rightarrow \quad V_1 - V_2 = -\frac{RT}{zF} \mathrm{Ln} \frac{C_1}{C_2}$$
>
> Le gradient de potentiel étant constant, on retrouve l'expression de l'équilibre de Donnan avec :
>
> $$V_1 - V_2 = -\frac{RT}{zF} \mathrm{Ln} \frac{[Na]_1}{[Na]_2} = -\frac{RT}{zF} \mathrm{Ln} \frac{[Cl]_2}{[Cl]_1}$$
>
> $$\rightarrow \quad \mathrm{Ln} \frac{[Na]_1}{[Na]_2} = \mathrm{Ln} \frac{[Cl]_2}{[Cl]_1}$$
>
> $$\rightarrow \quad [Na^+]_1 \, [Cl^-]_1 = [Na^+]_2 \, [Cl^-]_2$$

Les expressions de l'équilibre de Donnan et de la loi de Nernst diffèrent lorsque la dissociation n'aboutit pas à la formation de deux ions monovalents. Ainsi, et en appliquant le même raisonnement que précédemment, on démontre que pour le $CaCl_2$:

$$V_1 - V_2 = -\frac{RT}{zF} Ln\sqrt{\frac{[Ca]_1}{[Ca]_2}} = -\frac{RT}{zF} Ln\frac{[Cl]_2}{[Cl]_1}$$

et $$\sqrt{[Ca^+]_1}\,[Cl^-]_1 = \sqrt{[Ca^+]_2}\,[Cl^-]_2$$

d) Application : répartition du Na^+ et du Cl^- dans le glomérule rénal

Le glomérule rénal est assimilé à une membrane qui filtre le plasma pour former l'urine primitive. Il laisse passer les ions comme le Na^+ et le Cl^-, mais est imperméable aux protéines qui sont non diffusibles. La présence anormale de protéines comme l'albumine dans l'urine peut ainsi témoigner d'une altération du glomérule.

Le glomérule se comporte comme une membrane dialysante avec présence du côté plasmatique de macromolécules chargées négativement qui provoquent un excès de Na^+ du côté plasmatique. De ce fait, il existe un équilibre de Donnan qui explique les variations de concentration ionique entre le plasma et l'urine (tableau 3.II).

	Plasma	Urine primitive
$[Cl^-]$	110	115
$[Na^+]$	152	144

Tableau 3.II Valeurs moyennes des concentrations en Na^+ et en Cl^- ($mmol.L^{-1}$) dans le plasma et l'urine primitive

III. Les transports par migration

La migration se caractérise par l'action d'une force externe au système, appliquée aux molécules, de direction et de sens parfaitement définis, et d'une énergie potentielle interne permettant leur déplacement.

Les organismes vivants possèdent, entre autres

caractéristiques, la particularité de présenter, de part et d'autre de leurs membranes cellulaires, des différences de potentiel électrique. Les champs électriques qui en résultent sont donc susceptibles d'agir sur le transport des molécules chargées et en particulier des ions provoquant une migration.

Une molécule peut également migrer dans un champ gravitationnel. C'est le principe de la sédimentation et de la centrifugation des molécules en solution.

1) Transport sous l'effet d'un champ électrique

Avant d'étudier le transport des ions induits par une différence de potentiel, il est nécessaire de définir la notion de mobilité ionique, de la même manière qu'est définie la mobilité mécanique lors de l'étude de la diffusion.

a) Mobilité ionique des ions en solution

Considérons une solution ionique en présence d'un champ électrique E, produit par deux électrodes plongées dans une cuve à électrolyse. Soit L la distance et ΔV la différence de potentiel établie entre les deux électrodes. Par définition le module du champ électrique vaut :

$$E = -\frac{dV}{dx} = \frac{\Delta V}{L} \qquad (V.m^{-1})$$

Lorsque la différence de potentiel est établie, les ions sont animés d'une vitesse de migration v et sont soumis à deux forces contradictoires (figure 3.10) :

- une ***force électrique*** F_e liée au champ électrique qui attire l'ion vers l'électrode de signe opposé. Son module est égale à :

$$F_e = zeE$$

avec z la valence de l'ion et e la charge d'un électron ($1{,}6\ 10^{-19}$ C).

- une ***force de frottement*** F_f**,** de même nature que celle mise en jeu lors de la diffusion, liée à l'interaction des molécules du solvant avec les ions, et qui s'oppose à l'attraction électrique. Cette force est proportionnelle à la vitesse des ions et son module s'exprime :

$$F_f = fv$$

avec f le coefficient de frottement (Kg.s^{-1}).

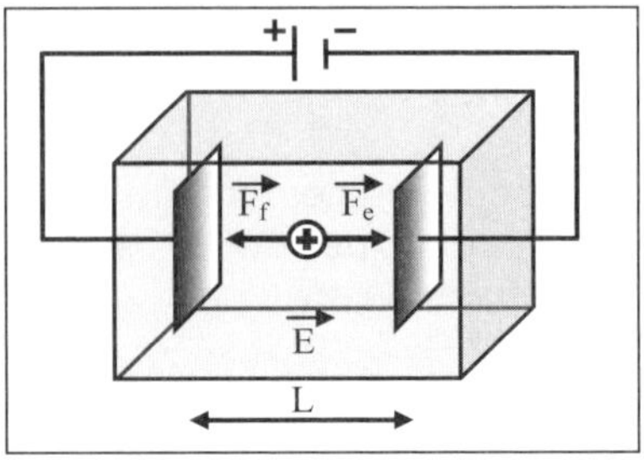

Figure 3.10 Déplacement d'un ion positif sous l'effet d'un champ électrique

Ces forces, de directions opposées, présentent une résultante nulle à l'origine d'une vitesse de migration constante. L'équilibre des forces permet d'exprimer la vitesse v de migration :

$$fv = zeE$$

$$\rightarrow \quad v = \frac{ze}{f}E = uE$$

Par définition, le coefficient u est appelé ***mobilité électrique*** de la particule chargée. La mobilité électrique représente la vitesse de la particule par unité de champ et s'exprime en $m^2.V^{-1}.s^{-1}$.

La mobilité ionique dépend de la masse, de la charge, de la forme de l'ion et du nombre de molécules d'eau qui l'entourent (tableau 3.III). A valence égale, elle diminue lorsque l'encombrement de l'ion augmente. C'est ainsi que la mobilité ionique du Na^+ est plus faible que celle du K^+ car sa solvatation est plus importante. La vitesse de déplacement du Na^+ dans un champ électrique est par conséquent plus faible que celle du K^+. Ce fait ne sera pas sans conséquence lors de la migration des ions à travers une membrane.

Ion	u ($m^2.V^{-1}.s^{-1}$)
Na^+	$5{,}2.10^{-8}$
K^+	$7{,}6.10^{-8}$
Cl^-	$7{,}9.10^{-8}$

Tableau 3.III Valeurs de la mobilité ionique des principaux ions de l'organisme

La mobilité ionique tient compte à la fois des conditions thermodynamiques de la solution décrite par le coefficient de mobilité mécanique B et de l'effet du champ électrique. Elle est ainsi reliée à la mobilité mécanique par la relation :

$$B = \frac{u}{zF}$$

Démonstration

D'après l'expression du coefficient de mobilité mécanique :

$$B = \frac{1}{\mathcal{N}f} \rightarrow f = \frac{1}{\mathcal{N}B}$$

Et selon la définition du coefficient de mobilité électrique :

$$u = \frac{ze}{f} \rightarrow f = \frac{ze}{u}$$

et par conséquent : $\frac{1}{\mathcal{N}B} = \frac{ze}{u}$ et $B = \frac{u}{ze\mathcal{N}} = \frac{u}{zF}$

sachant que $F = e\mathcal{N}$

b) Transport des ions en solution induit par une force électrique

Soit deux compartiments constitués d'une même solution dont le soluté est un ion, par exemple un cation monovalent, en concentration égale C_i. Si on interpose, entre les deux compartiments, une membrane chargée qui présente une différence de potentiel entre ses deux faces, il se créé un flux d'ion J_E à travers la membrane sous l'effet du champ électrique (figure 3.11).

Dans le cas d'un cation, celui-ci se déplace vers le compartiment situé du côté négatif de la membrane.

Le flux correspondant est égal à :

$$J_E = -D_i \frac{zF}{RT} C_i \frac{dV}{dx} \quad (mol.m^{-2}.s^{-1})$$

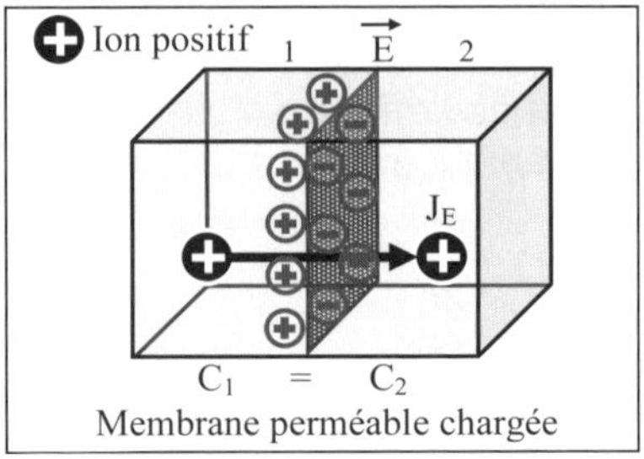

Figure 3.11 Déplacement d'un ion positif en concentration égale à travers une membrane chargée

<u>*Démonstration*</u>

Le flux électrique de migration est du type $J_i = B_i\, C_i\, X_i$ qui, pour un ion donné, s'exprime :

$$J_E = u_i C_i E_i = -u_i C_i \frac{dV}{dx}$$

Sachant que $D_i = B_i RT$ alors $B_i = \frac{D_i}{RT}$ d'une part et

$B_i = \frac{u}{zF}$ d'autre part.

Par conséquent $u_i = \frac{zF}{RT} D_i$ et finalement :

$$J_E = -D_i \frac{zF}{RT} C_i \frac{dV}{dx}$$

En pratique, la concentration des ions de part et d'autre d'une membrane vivante n'est pas identique. Par ailleurs, dans les conditions expérimentales précédentes, les concentrations ne restent pas égales, la concentration du compartiment situé du côté négatif de la membrane devenant supérieure à celle de l'autre compartiment.

Le flux d'ions dépend également de cette différence de concentration qui est à l'origine d'un flux diffusif associé. On observe ainsi l'action parallèle d'une différence de concentration et d'une différence de potentiel qui induit l'existence d'un ***transport électrodiffusif***.

c) **Transport électrodiffusif des ions (relation de Goldman)**

i. Calcul du flux électrodiffusif d'un ion

Reprenons le cas précédent d'un flux d'ion à travers une membrane présentant une différence de potentiel mais avec désormais des concentrations inégales telles que par exemple $C_1<C_2$.

Les ions sont soumis à un double flux (figure 3.12).

- Un ***flux diffusif*** du milieu le plus concentré vers le moins concentré :

$$J_{ED} = -D_i(\frac{dC_i}{dx})$$

- Un ***flux électrique*** dont le sens dépend du signe des ions et de la différence de potentiel :

$$J_{ED} = -D_i \frac{zF}{RT} C_i \frac{dV}{dx}$$

d'où l'expression générale du flux électrodiffusif :

$$J_{ED} = -D_i(\frac{dC_i}{dx} + \frac{zF}{RT} C_i \frac{dV}{dx})$$

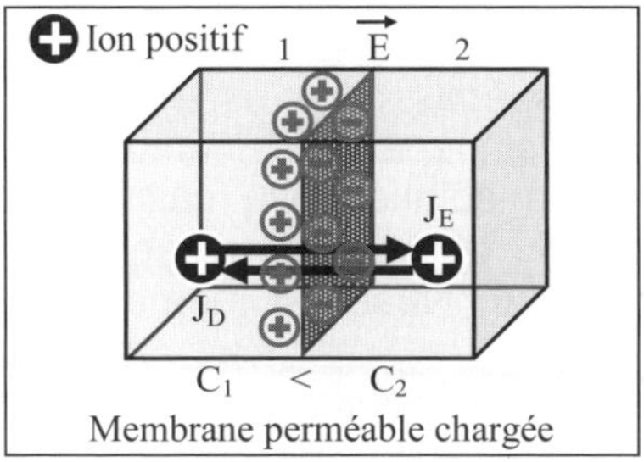

Figure 3.12 Déplacement d'un ion positif en concentration inégale à travers une membrane chargée

Selon la valence de l'ion et les conditions initiales de concentration, ces deux flux peuvent être de même sens ou de sens contraire. Le flux électrodiffusif représente la résultante des deux.

A l'équilibre, le transport s'annule lorsque la force de diffusion est équilibrée par la force électrique ce qui correspond à $J_{ED}=0$.

La loi de Nernst permet alors de décrire la relation entre le gradient de potentiel et les concentrations d'équilibre de l'ion.

Démonstration

Si $J_{ED} = 0$ alors : $\frac{dC_i}{dx} = -\frac{zF}{RT} C_i \frac{dV}{dx}$ et $dV = -\frac{RT}{zF} \frac{dC_i}{C_i}$

d'où $\int_{V_1}^{V_2} dV = -\frac{RT}{zF} \int_{C_1}^{C_2} \frac{dCi}{Ci}$

et après intégration : $V_1 - V_2 = -\frac{RT}{zF} \mathrm{Ln} \frac{C_1}{C_2}$

La Loi de Nernst est ainsi redémontrée.

ii. Transport électrodiffusif de plusieurs espèces d'ion en solution

Lorsque la solution est constituée de plusieurs espèces d'ion, à l'équilibre les forces diffusives et électriques des différents ions s'annulent, soit :

$$\sum_i J_{ED}{}^{i} = 0$$

avec i le nombre d'espèces d'ion différentes. Cette équation est complexe à résoudre et dépend du nombre et de la valence des ions présents dans la solution. Un cas particulier mérite d'être envisagé, c'est celui du transport simultané du Na^+ et du K^+ car il joue un rôle particulier au niveau des membranes cellulaires.

- *Données expérimentales :*

Soit 2 solutions de NaCl et de KCl placées en concentrations inégales dans deux compartiments séparés par une membrane non chargée. Le choix des concentrations initiales est tel que $[K^+]_1 > [K^+]_2$ et $[Na^+]_1 < [Na^+]_2$, tout en maintenant l'égalité des concentrations en Cl^-, de manière à ce que celui-ci n'influence pas directement le transport des deux cations.

Lorsque les deux compartiments sont mis en contact, on observe une égalisation progressive des concentrations des cations associée à l'apparition d'un gradient de potentiel provisoire de part et d'autre de la membrane. Son intensité est maximale au début puis diminue progressivement pour s'annuler à l'équilibre lorsque l'égalité des concentrations est obtenue.

- *Interprétation :*

Le potassium ayant une grande mobilité, car moins solvaté, sa diffusion est plus rapide du compartiment 1 vers le compartiment 2 que celle du sodium du compartiment 2 vers le compartiment 1.

Il en résulte un déséquilibre des charges de part et d'autre de la membrane et l'apparition d'un gradient de potentiel, la membrane étant chargée positivement du côté du compartiment 2 du fait de l'excès de charge positive qui en résulte.

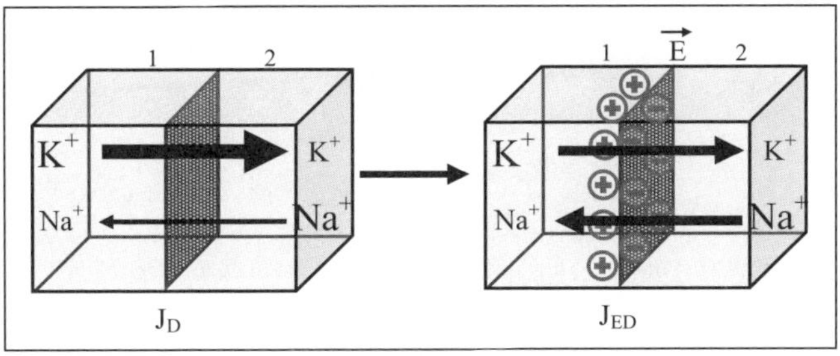

Figure 3.13 Transport simultanée de Na^+ et K^+ à travers une membrane

Ce gradient de potentiel est à l'origine d'un flux électrique qui agit parallèlement au flux diffusif pour constituer un flux électro-diffusif (figure 3.13). Ce flux électrique vient compenser l'effet de la diffusion en ralentissant le K^+ et en accélérant le Na^+ du fait de l'excès de charges négatives du côté du compartiment 1.

La résultante des flux devient alors identique pour les deux cations, la diffusion du K^+ l'emportant sur celle du Na^+, alors que c'est l'inverse pour la migration électrique.

La résolution de l'équation $\sum_i J_{ED}{}^i = 0$ permet d'exprimer la relation entre le gradient de potentiel transmembranaire et les concentrations :

$$V_1 - V_2 = -\frac{RT}{zF} Ln \frac{u_{Na}[Na]_1 + u_K[K]_1}{u_{Na}[Na]_2 + u_K[K]_2}$$

avec u_{Na} et u_K les mobilités respectives du Na^+ et du K^+. Cette relation est appelée ***Loi de Goldman*** pour deux cations.

Au fur et à mesure du rapprochement des concentrations, la différence de potentiel diminue pour s'annuler à l'équilibre avec l'égalisation des concentrations, ce qui explique son caractère transitoire. Le même type de relation existe pour chaque type de composition ionique.

Démonstration

L'équilibre des flux électrodiffusifs s'exprime : $J_{ED}^{Na} + J_{ED}^{K} = 0$

soit $J_{ED}^{Na} = -J_{ED}^{K}$

qui s'écrit : $D_{Na}\left(\frac{dC_{Na}}{dx} + \frac{zF}{RT} C_{Na} \frac{dV}{dx}\right) = -D_K\left(\frac{dC_K}{dx} + \frac{zF}{RT} C_K \frac{dV}{dx}\right)$

$\rightarrow$ $D_{Na}(dC_{Na} + \frac{zF}{RT} C_{Na} dV) = -D_K(dC_K + \frac{zF}{RT} C_K dV)$

En posant $u_i = \frac{zF}{RT} D_i$ puis en mettant en facteur dV :

$$dV = -\frac{RT}{zF} \frac{(u_{Na} dC_{Na} + u_K dC_K)}{(u_{Na} C_{Na} + u_K C_K)}$$

$$\rightarrow \quad \int_{V_1}^{V_2} dV = -\frac{RT}{zF} \int_{C_1}^{C_2} \frac{u_{Na} dC_{Na} + u_K dC_K}{u_{Na} C_{Na} + u_K C_K} = -\frac{RT}{zF} \int_{C_1}^{C_2} \frac{d(u_{Na} C_{Na} + u_K C_K)}{u_{Na} C_{Na} + u_K C_K}$$

qui après intégration devient (intégrale du type $\frac{dx}{x}$) :

$$V_1 - V_2 = -\frac{RT}{zF} \mathrm{Ln} \frac{u_{Na}[Na]_1 + u_K[K]_1}{u_{Na}[Na]_2 + u_K[K]_2}$$

2) Transport sous l'effet d'un champ gravitationnel

a) Action d'un champ gravitationnel sur des molécules en solution

Des particules ou des molécules en solution peuvent sédimenter dans le champ de gravité terrestre. Cette sédimentation est le reflet d'un transport migratoire dont la force extérieure correspond à la force de gravité F_g. D'après la loi de la gravité de

Newton, le module de cette force est égal à :

$$F_g = \Phi \frac{m}{r_T}$$

avec m la masse de la particule, r_T le rayon terrestre et Φ le potentiel gravitationnel terrestre défini par la relation :

$$\Phi = \frac{GM_T}{r_T}$$

G est la constante gravitationnelle ($6,67 \times 10^{-11}$ $N.m^2.kg^{-2}$) et M_T la masse de la terre. D'après la loi fondamentale de la dynamique, la force de gravité s'exprime également :

$$F_g = mg$$

$g = 9,81$ $m.s^{-1}$ représente l'accélération liée à l'intensité du champ terrestre telle que :

$$g = \frac{\Phi}{r_T} = \frac{GM_T}{{r_T}^2}$$

Lorsqu'on place dans un récipient des particules en suspension, par exemple des macromolécules en solution, ces particules sont soumises à deux types de forces contradictoires (figure 3.14). Dans un premier temps, la diffusion ne sera pas prise en compte car elle provoque un déplacement des molécules dans toutes les directions.

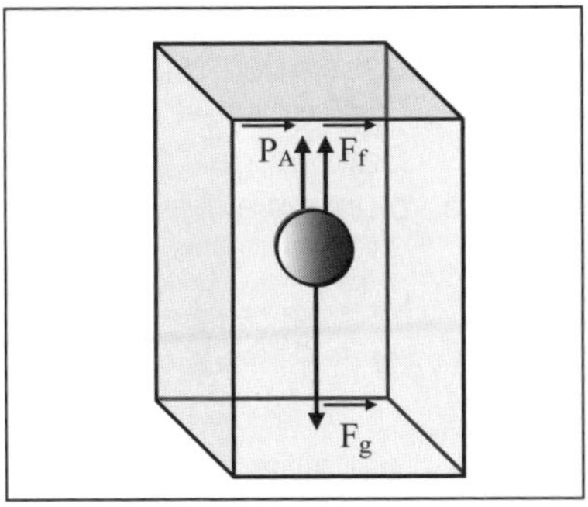

Figure 3.14 Forces agissant sur une macromolécule en suspension

- ***Force d'accélération***

La force de gravité ou d'attraction terrestre favorise la chute des particules vers le bas du récipient. Son module est égal à :

$$F_g = mg = \rho V g$$

avec ρ la masse volumique et V le volume de la particule.

- ***Forces de décélération***

Deux forces vont s'opposer à la chute des particules. Tout d'abord, la *poussée d'Archimède* :

$$P_A = \rho' Vg$$

avec ρ' la masse volumique de la solution. La seconde force de décélération est représentée par la *force de frottement* (ou de friction) liée à l'interaction du solvant avec les particules, déjà définie précédemment :

$$F_f = fv$$

f est le coefficient de frottement (friction) et v la vitesse des particules.

Comme lors de la migration électrique, l'équilibre de ces forces contradictoires permet d'estimer la vitesse constante de migration, soit :

$$\rho Vg = fv + \rho' Vg$$

la vitesse de migration s'exprime alors :

$$v = \frac{Vg(\rho - \rho')}{f} \qquad (m.s^{-1})$$

Classiquement la vitesse de migration de particules en solution dans un champ de gravité est appelée ***Vitesse de Sédimentation***, notée VS. Dans le cas d'une macromolécule, si M est sa masse molaire, son volume s'exprime :

$$V = \frac{M}{\rho \mathcal{N}}$$

la Vitesse de Sédimentation est alors définie par la relation :

$$VS = \frac{Mg}{\mathcal{N}f}\left(1 - \frac{\rho'}{\rho}\right)$$

On en déduit que la vitesse de sédimentation VS augmente avec la masse molaire M de la molécule. A titre d'exemple, la vitesse de sédimentation de l'hémoglobine dans l'eau n'est que de 0,3 μm par jour dans le champ terrestre.

b) Vitesse de Sédimentation d'une particule sphérique

Lorsque la particule en solution est sphérique, la vitesse de sédimentation est reliée à la viscosité η de la solution par la relation

$$VS = \frac{2g(\rho - \rho')r^2}{9\eta}$$

Par conséquent, la VS diminue si la viscosité augmente et si la taille de la particule diminue (r^2).

Démonstration

Le coefficient de frottement d'une particule sphérique en suspension est défini par la loi de Stocke et vaut :

$$f = 6\pi r \eta$$

avec r le rayon de la particule sphérique et η la viscosité de la solution. Sachant que le volume d'une sphère est égale à :

$$V = \frac{4}{3}\pi r^3$$

la Vitesse de Sédimentation s'exprime :

$$VS = \frac{Vg(\rho - \rho')}{f} = \frac{\frac{4}{3}\pi r^3 g(\rho - \rho')}{6\pi r \eta} = \frac{2g(\rho - \rho')r^2}{9\eta}$$

c) Mesure de la Vitesse de Sédimentation globulaire

La mesure de la vitesse de sédimentation est un examen couramment pratiqué en clinique. Il consiste à placer du sang anti coagulé dans un tube gradué de forme longue et étroite posé verticalement et à le laisser sédimenter.

Les cellules sanguines en suspension, et plus particulièrement les globules rouges qui sont de loin les plus nombreux, chutent sous l'effet de la gravité, et s'accumulent progressivement dans le fond du tube.

Cette sédimentation aboutit à la formation de deux phases (figure 3.15) : le plasma ou surnageant (partie liquidienne du sang) et les sédiments au fond du tube (constitués des éléments solides du sang : globules rouges, globules blancs, plaquettes, protéines ...).

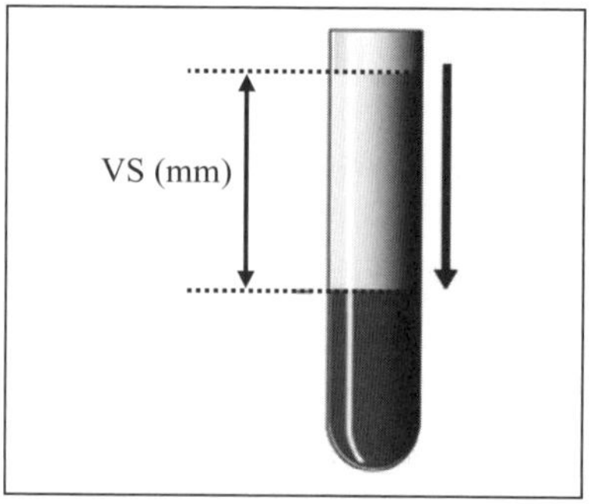

Figure 3.15 Mesure de la Vitesse de Sédimentation globulaire

La vitesse de sédimentation globulaire est mesurée par la hauteur, exprimée en mm, de la colonne de plasma située au-dessus des hématies qui ont sédimenté. Les valeurs normales sont après 1h de sédimentation comprises entre 2 et 7mm chez l'homme et 3 et 9 mm chez la femme. En l'absence de pathologie, la VS s'accélère avec l'âge et la grossesse.

La VS est augmentée en présence d'un processus inflammatoire du fait de l'augmentation de la concentration en macromolécules linéaires du plasma (fibrinogène, globulines) qui favorise l'agglomération des globules rouges en rouleau (figure 3.16). Les globules rouges agglomérés forment des particules de volume supérieur à celui des globules rouges non agglomérés augmentant ainsi leur vitesse de sédimentation.

Cette augmentation n'est pas spécifique et peut également se retrouver en présence d'une infection ou d'un cancer.

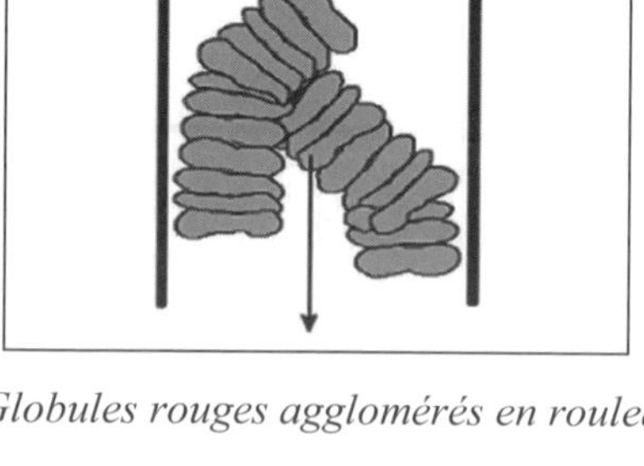

Figure 3.16 Globules rouges agglomérés en rouleau

d) Centrifugation

En fait, l'agitation moléculaire s'oppose à la sédimentation spontanée des macromolécules ou des globules sanguins, ce qui explique la lenteur des phénomènes de sédimentation.

La centrifugation est un moyen d'augmenter la vitesse de sédimentation en augmentation l'accélération à laquelle sont soumises les particules en les faisant tourner à grande vitesse.

i. Accélération provoquée par une rotation à une vitesse v

Considérons une particule P soumise à une rotation de vitesse v selon un cercle de rayon x (figure 3.17). La vitesse angulaire ω ($rad.s^{-1}$) de rotation s'exprime :

$$\omega = 2\pi N$$

avec N le nombre de tours par seconde parcourus par la particule. Cette particule subit une accélération γ dirigée vers le centre du cercle :

$$\gamma = \omega^2 x$$

et se trouve soumise à une force de centrifugation F_c de module :

$$F_c = m\gamma$$

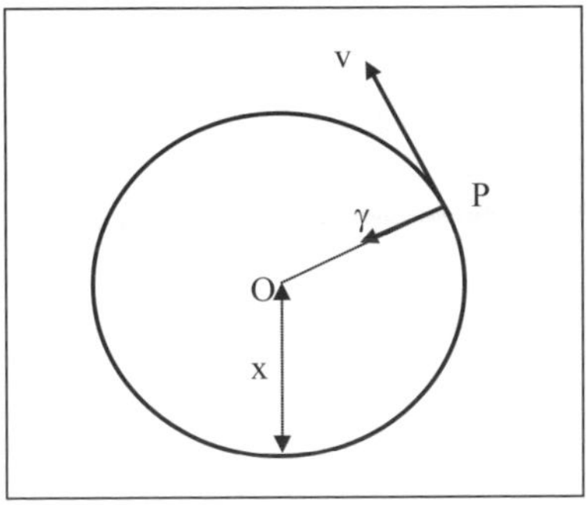

Figure 3.17 Rotation d'une particule

Susceptible de fournir des accélérations particulièrement importantes, une centrifugeuse est constituée d'un rotor (figure 3.18) à l'extrémité duquel sont fixés un ou plusieurs tubes à essai contenant la ou les solutions à centrifuger. A partir des relations précédentes, on montre, à titre d'exemple, que l'accélération à laquelle sont soumises des particules dans une centrifugeuse tournant à 10000 tours/mn et possédant un rotor de rayon de 10 cm de rayon est de l'ordre de 10^5 m.s^{-2}, soit environ 10^4 fois l'accélération liée à la pesanteur.

Les centrifugeuses permettent de séparer des fluides de densités différentes ou d'isoler des éléments solides en suspension dans un fluide (globules, particules virales, ...).

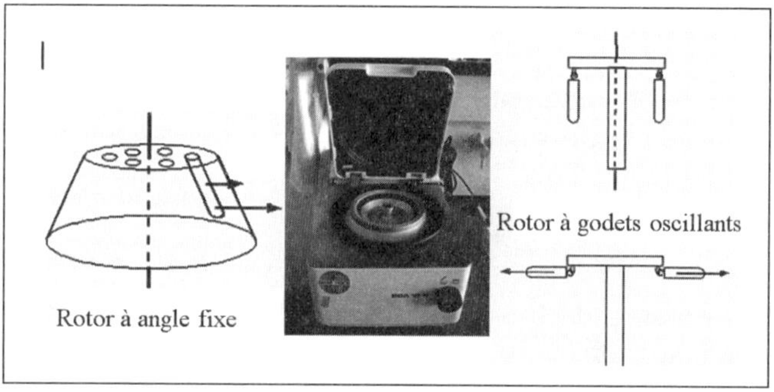

Figure 3.18 Centrifugeuses utilisées en biologie

ii. Expression de la vitesse de sédimentation par centrifugation

Dans une centrifugeuse, les particules sont soumises à un champ gravitationnel caractérisé par une accélération $\omega^2 x$. En remplaçant l'accélération liée à l'intensité du champ terrestre g par le terme précédent dans l'équation de la vitesse de sédimentation, la vitesse de sédimentation par centrifugation s'exprime :

$$VS = \frac{Mg}{\mathcal{N}f}(1 - \frac{\rho'}{\rho}) = \frac{M\omega^2 x}{\mathcal{N}f}(1 - \frac{\rho'}{\rho})$$

iii. Constante de sédimentation S

A partir de la relation précédente, il est possible d'exprimer la vitesse de sédimentation par unité d'accélération telle que :

$$S = \frac{VS}{\omega^2 x} = \frac{M}{\mathcal{N}f}(1 - \frac{\rho'}{\rho})$$

Par définition, le rapport de la vitesse de sédimentation VS sur l'accélération ω^2x est appelé ***constante de sédimentation*** S (S représente le taux de sédimentation d'une particule). Sa dimension est un temps et son unité le Svedberg (1 S=10^{-13} s).

La constante de sédimentation est une grandeur caractéristique d'une macromolécule. Elle dépend de sa masse molaire et de son coefficient de frottement.

La mesure de la constante de sédimentation, ainsi que celle de sa constante de diffusion, permet la détermination de la masse molaire M d'une macromolécule. En effet, d'après la définition précédente de S et en rappelant l'expression du coefficient de diffusion (cf chapitre 3.II) :

$$D = \frac{RT}{\mathcal{N}f} \quad \text{soit} \quad \mathcal{N}f = \frac{RT}{D}$$

La masse molaire d'une macromolécule s'exprime à partir de la relation :

$$M = \frac{RTS}{D(1 - \frac{\rho'}{\rho})}$$

a) Flux de sédimentation et de centrifugation

Le flux de sédimentation d'une solution peut s'exprimer comme le produit de la concentration des molécules Ci et de la vitesse de sédimentation :

$$J = VSC_i$$

Dans une centrifugeuse, le flux de centrifugation peut être calculé à partir de la relation précédente, en remplaçant la vitesse de sédimentation par la constante de sédimentation S, soit :

$$S = \frac{VS}{\omega x^2} \quad \text{d'où} \quad VS = \omega x^2 S$$

et $$J_S = \omega x^2 SC_i$$

Démonstration

Le flux de sédimentation est une fonction du type $J_i = B_i C_i X_i$.
La VS correspond au produit du coefficient de mobilité de sédimentation B_S et de la force associée au potentiel gravitationnel Φ.
En effet selon :

$$VS = \frac{Vg(\rho - \rho')}{f} \quad \text{et} \quad g = \frac{\Phi}{r_T}$$

$$\rightarrow \quad VS = \frac{V(\rho - \rho')\Phi}{r_T f} = B_S \Phi \quad \text{avec} \quad B_S = \frac{V(\rho - \rho')}{r_T f}$$

Le flux de sédimentation s'écrit alors : $J_S = B_S C_i \Phi = VSC_i$

b) Centrifugation à l'équilibre

Lorsque la centrifugation se fait pendant un temps très long la diffusion n'est plus négligeable. Il existe alors, comme dans l'électrodiffusion, un double flux diffusif et migratoire égale à la somme des flux diffusif J_D et de sédimentation J_S :

$$J_{DS} = -D_i(\frac{dC}{dx}) + \omega x^2 SC_i$$

avec $$J_D = -D_i(\frac{dC}{dx}) \quad \text{et} \quad J_S = \omega x^2 SC_i$$

A l'équilibre, les forces de sédimentation et de diffusion s'annulent (J_{DS}=0). La centrifugation à l'équilibre est alors une méthode de détermination très précise de la masse molaire.

IV. Les transports par convection

Dans le cas de molécules en solution, la convection est caractérisée par une force appliquée sur la molécule, de direction et de sens parfaitement définis, et une énergie apportée par l'extérieur.

Un exemple fondamental de convection dans l'organisme est l'écoulement sanguin sous l'effet d'une différence de pression hydrostatique, l'énergie étant apportée par la pompe cardiaque. Dans ce cas le transport du solvant et du soluté prend le nom de ***filtration.***

1) Transport convectif de liquide (solvant) induit par une différence de pression hydrostatique : la filtration

Lors de l'étude des phénomènes diffusifs, nous avons surtout envisagé les échanges de soluté tout en précisant que les molécules du solvant diffusent en sens inverse. Dans les transports convectifs, ce sont les molécules du solvant qui, parce qu'elles sont les plus nombreuses subissent l'effet direct de la force extérieur. Le transport de soluté s'effectue en fait indirectement, grâce au rôle d'*entraînement* que joue le solvant.

a) Données expérimentales

Considérons deux compartiments de volume variable constitués d'une solution d'urée de même concentration de façon à s'affranchir des phénomènes de diffusion. Les compartiments sont séparés par une membrane poreuse filtrante, de surface d'échange S, laissant passer aussi bien l'eau que l'urée.

Lorsque l'on exerce une pression ΔP, par l'intermédiaire d'un piston, sur le compartiment 2, on observe un passage concomitant de solvant et d'urée de 2 vers 1 (figure 3.19).

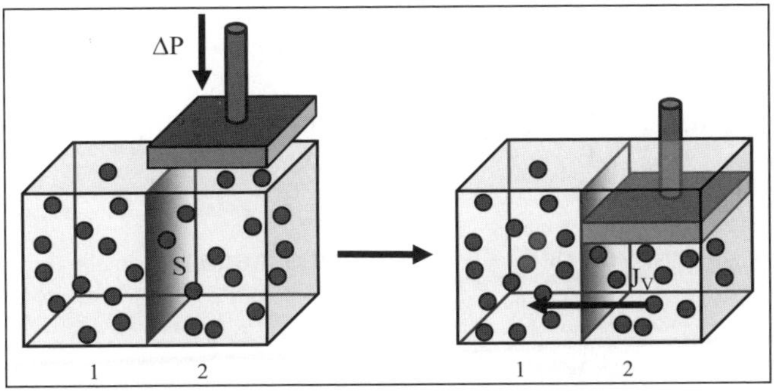

Figure 3.19 Convection sous l'effet d'une différence de pression hydrostatique

b) Expression du flux de solvant

Le flux de solvant qui traverse la membrane par unité de surface est une fonction du type $J_i = B_i\ C_i\ X_i$. Dans le cas du solvant, la notion de concentration n'a pas de sens et C_i est remplacé par V_E, le volume occupé par une mole d'eau (18,1 cm^2 par mole) afin d'exprimer la quantité de solvant déplacé en volume et non en mole.

La valeur du flux de solvant J_V qui traverse la membrane par unité de surface est alors égale à :

$$J_V = B_E V_E \frac{\Delta P}{e} \quad (m.s^{-1})$$

avec B_E la mobilité mécanique de l'eau à travers la membrane ($s.Kg^{-1}$), et $\frac{\Delta P}{e}$ le gradient de pression à travers la membrane d'épaisseur e, qui représente la force extérieure qui s'exerce sur le solvant. J_V a la dimension d'une vitesse.

Comme cela a été décrit lors de l'étude des transports diffusifs, la mobilité mécanique de l'eau est proportionnelle à son coefficient de diffusion D_E et à son coefficient de perméabilité P_E avec :

$$D_E = B_E RT \quad \text{et} \quad P_E = \frac{D_E}{e} \quad \text{d'où} \quad B_E = \frac{P_E e}{RT}$$

Dans le cas d'un flux de convection de solvant, P_E est appelé ***coefficient de filtration*** ($m.s^{-1}$), le flux de solvant pouvant également s'écrire :

$$J_V = B_E V_E \frac{\Delta P}{e} = \frac{P_E V_E}{RT} \Delta P$$

Le terme $\frac{P_E V_E}{RT}$ est encore appelé *coefficient de perméabilité hydraulique* ($m^2.s.kg^{-1}$).

Finalement de débit Q_S de solvant est égal à :

$$Q_S = J_V S \qquad (m^3.s^{-1})$$

avec S la surface totale des pores de la membrane.

Les transports d'eau par convection, sous l'effet d'une différence de pression hydrostatique, ~~à travers les jonctions~~ intercellulaires de la membrane capillaire joue un rôle prépondérant dans les échanges entre le plasma et le milieu interstitiel (figure 3.20).

En raison des différences de structure histologique entre tissus, l'importance de la filtration est très variable d'un organe à l'autre, ce qui se traduit par des coefficients de filtration différents (tableau 3.IV).

Organe	Coefficient de filtration
Cerveau	10^{-3}
Cœur	125.10^{-3}
Poumon	45.10^{-3}
Glomérule	29

Tableau 3.IV Coefficients de filtration ($m.s^{-1}$) de différents organes

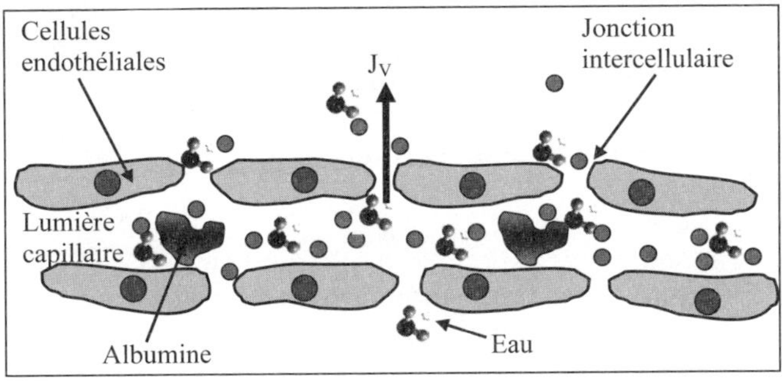

Figure 3.20 Convection de l'eau et des molécules de bas poids moléculaire à travers l'endothélium capillaire

Au niveau cérébral, la filtration du plasma est très faible, ce qui gêne le transport des molécules hydrosolubles. Cette propriété explique pourquoi certains produits de contraste ou traceurs radioactifs utilisés en imagerie diffusent difficilement dans le cerveau, excepté en cas de lésion de la membrane capillaire.

A l'inverse, le glomérule rénal est le lieu privilégié de l'ultrafiltration du plasma et de l'élimination des petites molécules toxiques. Le débit de liquide filtré par les reins est énorme : 120 $ml.mn^{-1}$. Dans l'insuffisance rénale, on observe une diminution du coefficient de filtration avec diminution de la quantité d'urine primitive formée.

c) Transport convectif du soluté

Le transport des molécules du soluté se fait par entraînement, parallèlement à la filtration du solvant. Le débit convectif J_C de soluté s'exprime :

$$J_C = TC_iJ_V \qquad (mol\ m^{-2}.s^{-1})$$

avec J_V le flux de liquide qui traverse la membrane et C_i la concentration du soluté i dans le compartiment où s'exerce la pression hydrostatique.

Le coefficient de proportionnalité T (nombre sans dimension) est appelé *Transmitance*. Il est compris entre 0 et 1 et traduit la capacité de la membrane à laisser passer le soluté.

- Si T=0 la membrane est ***strictement imperméable*** au soluté (membrane hémiperméable). Dans ce cas, quelque soit le soluté présent dans la solution, la membrane est dite *idéalement semi-perméable.* Ce cas particuliers joue un rôle fondamental en biologie, en particulier dans le mécanisme de l'osmose.

- Si T=1 la membrane est ***totalement perméable*** au soluté et au solvant.

La transmittance dépend à la fois du diamètre des pores et de la taille du soluté. Tant que le diamètre des pores est nettement plus grand que la taille du soluté, la transmittance est égale à 1.

Le flux de convection est constant et indépendant de la nature du soluté, contrairement au flux diffusif qui dépend de la masse molaire du soluté (figure 3.21). Cette valeur constante s'explique par l'action des molécules de solvant qui entraîne de la même manière l'ensemble des molécules de soluté, quelle que soit leur taille.

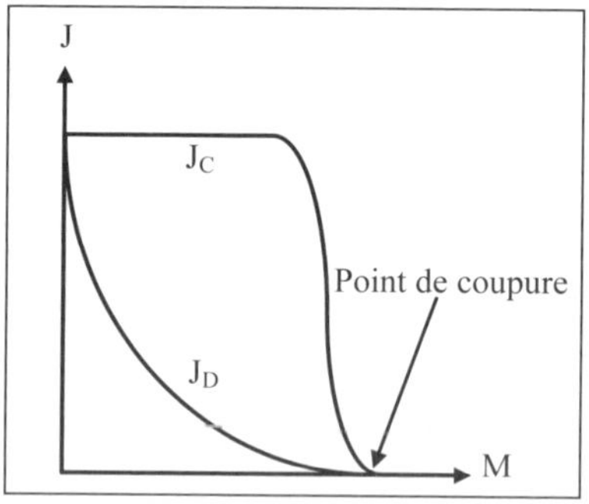

Figure 3.21 Evolution des flux diffusif et convectif à travers une membrane sélective selon la masse molaire du soluté

Lorsque la taille du soluté augmente et que celle-ci devient égale à celle des pores, la transmittance baisse brutalement et J_C diminue pour finalement s'annuler (T=0).

L'aspect sigmoïde de la courbe à proximité du point de coupure s'explique par le fait que les pores n'ont pas un diamètre parfaitement constant. C'est notamment le cas de jonctions intercellulaires de la membrane capillaire.

Comme pour le coefficient de filtration, la transmittance varie d'un organe à l'autre et d'un soluté à l'autre, la transmittance d'une molécule de bas poids moléculaire étant toujours supérieure à celle d'une molécule de haut poids moléculaire (tableau 3.V).

L'endothélium capillaire cérébral constitue ainsi une véritable barrière vis-à-vis des molécules hydrophiles, d'où le terme de barrière hémato-encéphalique. Les molécules hydrosolubles seront difficilement transportées contrairement aux molécules liposolubles.

Organe	Saccharose	Albumine
Cerveau	0,02	0
Cœur	0,83	0,12
Poumon	0,95	0,60
Glomérule	1	0,005

Tableau 3.V Transmittance du saccharose (faible PM) et de l'albumine en solution aqueuse (fort PM)

Pour sa part, le filtre glomérulaire laisse passer une faible quantité d'albumine qui sera réabsorbée par le tubule rénal.

2) Transport d'eau à travers une membrane idéalement semi-perméable : pression osmotique

a) Données expérimentales

Considérons deux compartiments séparés par une membrane idéalement semi-perméable ne laissant passer que le solvant. Le premier compartiment est rempli d'une solution d'urée et le second compartiment d'eau pure. Chaque compartiment est surmonté d'un tube capillaire de diamètre négligeable permettant de mesurer les variations de pression (figure 3.22). Lorsque les compartiments sont mis au contact, on observe une montée d'eau à travers le tube capillaire du compartiment 1 et une baisse de niveau en 2.

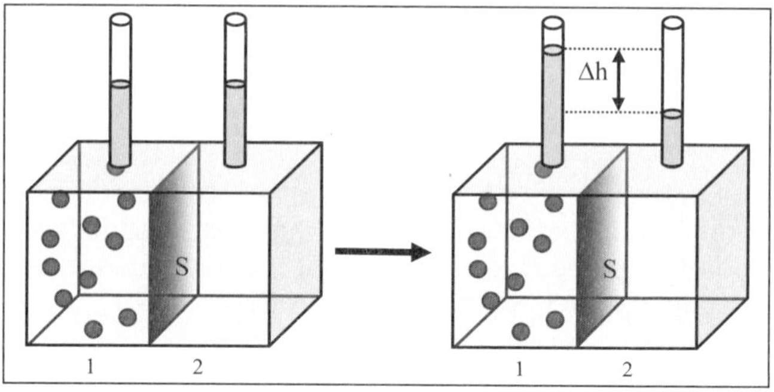

Figure 3.22 Diffusion de solvant à travers une membrane idéalement semi-perméable

Cette montée d'eau traduit l'existence d'une hyperpression dans le compartiment 1 liée à une diffusion spontanée d'eau du compartiment 2 vers le compartiment 1 appelé flux osmotique. L'urée ne pouvant pas diffuser librement à travers la membrane, l'équilibre des potentiels chimiques ne peut se faire qu'en diluant le compartiment contenant de l'urée.

A l'équilibre, le poids de la colonne d'eau, correspondant à la différence de niveau d'eau entre les deux compartiments, vient contrebalancer la force de diffusion de l'eau. En terme de pression, la pression hydrostatique exercée par la colonne d'eau vient équilibrer la différence de pression associée à la diffusion d'eau. Cette différence de pression associée, appelée ***différence de pression osmotique***, sera notée $\Delta\pi$. Selon la loi de Pascal, l'équilibre peut s'écrire :

$$\Delta\pi = \Delta P = \rho g \Delta h \qquad \text{(Pa)}$$

avec ρ la masse volumique de l'eau (kg.m^{-3}), g l'intensité du champ terrestre (m.s^{-2}) et Δh la différence de dénivelé entre les 2 capillaires (m).

b) Expression de la pression osmotique

La pression osmotique exercée par une solution est une conséquence de la thermodynamique et s'exprime :

$$\pi = RT\omega$$

avec ω l'osmolarité de la solution (mol.m^{-3}). La différence de pression osmotique entre deux compartiments d'osmolarité différente est définie par la ***loi de Van't Hoof*** :

$$\Delta\pi = RT\Delta\omega = RT(\omega_2 - \omega_1)$$

ω_1 et ω_2 représentent l'osmolarité des compartiments 1 et 2. Dans l'exemple précédent ω_2=0.

Dans les compartiments biologiques, la pression osmotique s'exerce du compartiment de plus forte osmolarité vers le compartiment de plus faible osmolarité.

Le flux diffusif d'eau J_E associé provoque une hyperpression hydrostatique dans le compartiment de plus faible osmolarité. Il apparaît alors un flux convectif d'eau J_V en sens inverse qui vient équilibrer le flux diffusif osmotique.

Si la membrane est souple, l'hyperpression peut également provoquer une déformation de la membrane, ce qui a pour effet de diluer le compartiment de forte osmolarité et de concentrer le compartiment de plus faible osmolarité pour se rapprocher d'une situation d'équilibre thermodynamique (figure 3.23).

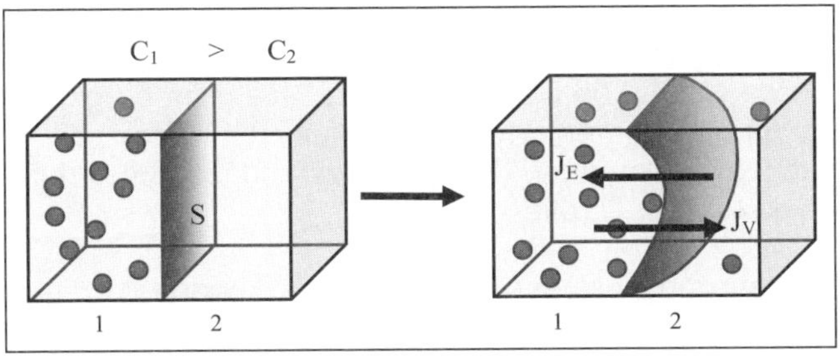

Figure 3.23 Déformation d'une membrane idéalement semi-perméable sous l'effet d'un flux osmotique d'eau

c) Conséquence : l'hémolyse

Le sang peut être divisé en deux grands compartiments, le plasma riche en macromolécules non diffusibles comme l'albumine et les globules, en particulier les globules rouges qui sont les plus nombreux. Les osmolarités du plasma et du cytoplasme globulaire sont égales (environ 300 mmol.L^{-1}). Ils sont séparés par une membrane cellulaire semi-perméable qui laisse diffuser l'eau mais pas les macromolécules.

Le comportement des globules rouges, notamment leur forme dépend de la pression osmotique. Ainsi, dans le plasma ou dans une solution isotonique au plasma, par exemple du NaCl 0,15 M, les globules rouges prennent une forme biconcave qui favorise leur passage dans les capillaires dont la section est inférieure au diamètre d'un globule rouge.

Lorsque l'osmolarité de la solution diminue et devient hypotonique (figure 3.24), par exemple en présence de NaCl 0,1 M (200 mmol.L^{-1}), les globules rouges gonflent; c'est le phénomène de *sphérocytose*. Sous l'effet de la différence d'osmolarité, on observe l'apparition d'une différence de pression osmotique et une diffusion d'eau J_E vers l'intérieur des globules rouges.

Ce flux provoque le gonflement et la dilution du milieu intracellulaire jusqu'à l'équilibre des osmolarités. Ce gonflement s'accompagne d'une déformation de la membrane globulaire dont la tension superficielle vient équilibrer l'augmentation de pression hydrostatique associée à la pression osmotique selon la loi de Laplace appliquée à une sphère :

$$\Delta P = T_S(\frac{1}{R} + \frac{1}{R}) = \frac{2T_S}{R}$$

Si la solution devient encore plus hypotonique, par exemple en présence de NaCl 0,05 M (100 mmol.L^{-1}), la taille du globule rouge ne peut plus augmenter, il s'en suit un excès de pression hydrostatique à l'intérieur des globules rouges qui induit un flux sortant d'eau J_V par filtration.

Si cette hyperpression est trop importante, la tension superficielle de la membrane peut être insuffisante et la membrane n'est plus capable de résister, d'où l'éclatement des globules rouges : c'est le phénomène d'***hémolyse***.

Par conséquent, il ne faut jamais perfuser un patient avec de l'eau pure ou un liquide trop hypotonique au risque de détruire les globules rouges du patient ce qui peut avoir des conséquences dramatiques.

A l'inverse, quand on place des globules rouges dans une solution hypertonique, on observe une diminution de leur taille des suites d'une sortie d'eau par diffusion.

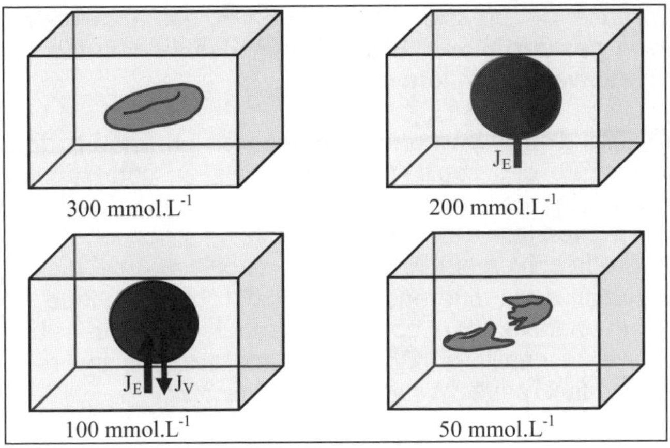

Figure 3.24 Déformation et hémolyse d'un globule rouge sous l'effet de la diminution d'osmolarité de la solution

3) Transport convectif sous l'effet simultané d'une différence de pression hydrostatique et d'une différence de pression osmotique : équilibre de Starling

Les transports des molécules se font rarement sous l'effet d'une seule force, c'est notamment le cas de l'électrodiffusion des ions ou de l'hémolyse qui, nous venons de le voir, associe les effets d'une filtration, liée à une différence de pression hydrostatique, et d'une diffusion, associée à une différence de pression osmotique.

Cette action simultanée peut avoir des conséquences physiologiques importantes, notamment pour expliquer les phénomènes de transport entre le sang et les tissus : c'est précisément le cas de ***l'équilibre de Starling***.

a) Equilibre de Starling

La membrane capillaire est assimilable à une membrane poreuse dialysante laissant passer l'eau et les petites molécules (ions, urée, glucose ...), mais imperméable aux macromolécules, notamment les protéines comme l'albumine. Il en découle une différence marquée de concentration en protéines entre la lumière capillaire et le milieu interstitiel.

Cette différence de concentration est à l'origine d'une différence de pression osmotique constante entre la lumière des capillaires et l'interstitium, de l'ordre de 25 mm de Hg. Dans ce cas la différence de pression osmotique $\Delta\pi$ est appelée ***pression oncotique des protéines***. Elle est responsable d'un flux diffusif J_E entrant d'eau vers la lumière capillaire.

Il existe d'autre part une différence de pression hydrostatique entre la lumière des capillaires et l'interstitium correspondant à la charge circulatoire secondaire au travail cardiaque. Contrairement à la pression interstitielle qui est constante, la pression intraluminale diminue progressivement le long des capillaires, ce qui provoque une diminution de la différence de pression hydrostatique ΔP et par conséquent un flux sortant convectif d'eau J_V dont l'intensité diminue tout le long du capillaire. Ces deux flux, en sens inverse, sont à l'origine d'un flux résultant J variable (figure 3.25) :

$$J = \frac{P_E V_E}{RT}(\Delta P - \Delta\pi)$$

Au début du capillaire, ΔP est supérieur à $\Delta\pi$ provoquant un flux résultant positif. Le flux de liquide est alors sortant dirigé du plasma vers les tissus ce qui permet l'apport de l'eau et, par entraînement, des petites molécules nécessaires à la vie cellulaire.

A la fin du capillaire, ΔP est inférieur à $\Delta\pi$ provoquant un flux résultant négatif. Le flux de liquide devient entrant, dirigé des tissus vers le sang permettant l'élimination des déchets produit par le métabolisme cellulaire.

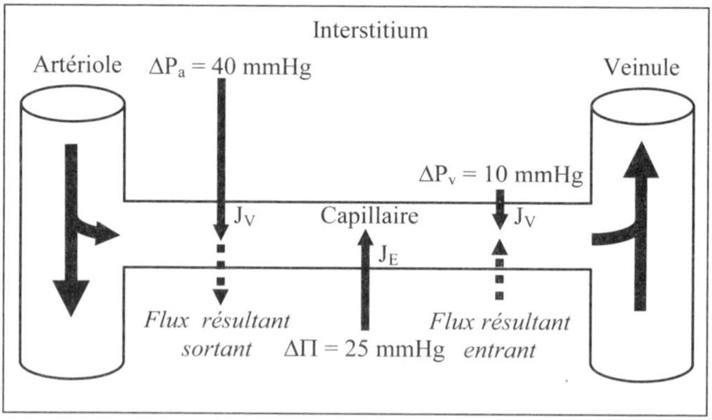

Figure 3.25 Equilibre de Starling

b) Application : physiopathologie des œdèmes et des déshydratations

Globalement sur la totalité de la longueur du capillaire, les variations de pression hydrostatique sont telles que les flux d'eau sortant et entrant s'équilibrent. Toute situation de déséquilibre provoque une accumulation (œdème) ou une réduction (déshydratation) de la quantité de liquide dans le secteur extravasculaire.

Les mécanismes qui conduisent à un état de déshydratation sont complexes et peuvent faire l'objet d'un chapitre entier de physico-chimie du milieu intérieur.

Néanmoins, la simple analyse de l'équation précédente permet d'ores et déjà de fournir certaines explications physiopathologiques.

Considérons par exemple, le cas des œdèmes, ils peuvent être, entre autre, le reflet d'un excédent de flux sortant par application de la relation :

$$J = \frac{P_E V_E}{RT}(\Delta P - \Delta\pi)$$

Chacun des termes variables de cette relation peut augmenter le flux sortant.

C'est le cas notamment de toute augmentation de la pression hydrostatique ΔP telle qu'elle peut s'observer par exemple dans l'insuffisance cardiaque droite et qui, de ce fait, provoque l'apparition d'œdème des membres inférieurs.

A l'inverse, une diminution de la pression osmotique $\Delta\pi$ secondaire à une baisse de la protéinémie, par exemple en cas d'insuffisance hépatique ou de carence alimentaire, s'accompagne de l'apparition d'œdèmes généralisés ou localisés (ascite dans l'insuffisance hépatique).

Il en va de même de toute augmentation du coefficient de filtration P_E, lié à une lésion de la membrane capillaire. Ainsi s'explique l'apparition d'un œdème cérébral lors d'une rupture de la barrière hémato-encéphalique lié à une ischémie ou à une tumeur.

TRANSPORTS FACILITÉS ET TRANSPORTS ACTIFS

Les lois qui régissent les transports passifs de type diffusif à travers une membrane biologique sont caractérisées par l'existence d'une relation linéaire entre le flux de soluté et sa différence de concentration. En pratique, pour de nombreuses molécules, cette linéarité n'est pas retrouvée, ce qui laisse supposer la présence d'autres types de transport.

On distingue ainsi les transports facilités pour lesquels la membrane ne fournit pas d'autre source d'énergie et les transports actifs qui nécessitent une source externe d'énergie.

I. Transports facilités

1) Mise en évidence

Considérons la diffusion de molécules de glucose à travers la membrane des globules rouges selon le gradient de concentration. Le glucose est toujours transporté du milieu le plus concentré vers le moins concentré mais expérimentalement le glucose traverse la membrane beaucoup plus vite que ne le prédit la loi de Fick des transports passifs diffusifs.

Par ailleurs, le flux de glucose réellement transporté n'augmente pas linéairement avec la concentration (figure 4.1).

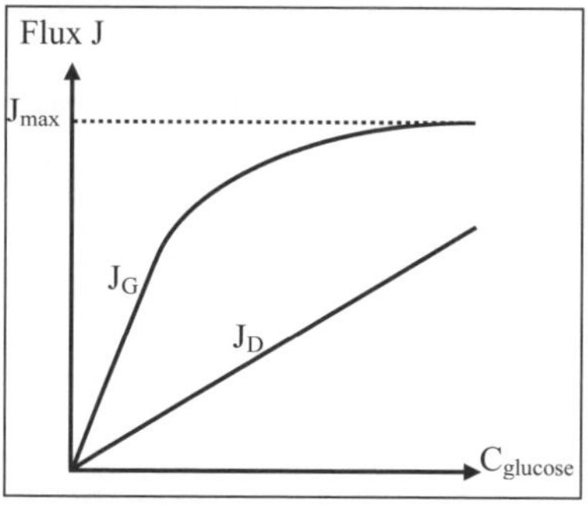

Figure 4.1 Relation entre le flux de glucose à travers la membrane des globules rouges et la concentration (J_G : flux réel - J_D : flux si diffusion simple)

La cinétique présente deux caractéristiques fondamentales :

- Un transport plus rapide que la diffusion pour une faible concentration de glucose devant être transporté,

- Un flux qui devient maximal avec une courbe en plateau, lorsque la concentration devient importante, traduisant un phénomène de saturation.

2) Mécanisme du transport facilité

La cinétique ainsi décrite plus haut est caractéristique d'une cinétique de type enzymatique pour laquelle il existe une liaison réversible entre un substrat et une enzyme. Ici, le substrat est représenté par le soluté et l'enzyme par un transporteur protéique présent dans la membrane.

Schématiquement, le transport est lié à la mise en place d'une liaison réversible entre un substrat [S] et une protéine de transport spécifique [T], tel que :

$$[S]+[T] \Leftrightarrow [ST]$$

Le transport comprend 4 étapes (figure 4.2). Dans un premier temps, le substrat est reconnu spécifiquement par le transporteur qui présente un site moléculaire permettant la fixation spécifique du substrat sur la protéine.

Par la suite, le transport proprement dit s'effectue grâce à un changement de conformation du transporteur. Puis le substrat se sépare du transporteur. Enfin le transporteur retrouve sa conformation initiale.

Le flux de substrat par diffusion facilitée suit le modèle enzymatique de Michaelis :

$$J_S = \frac{J_{max}[S]}{K_m + [S]}$$

avec Jmax le flux maximal de substrat. Il est lié à la saturation du transporteur. K_m est la constante de Michaelis qui quantifie l'affinité du transporteur pour son substrat. C'est une constante spécifique du couple substrat-transporteur. [S] représente la concentration de substrat devant être transporté.

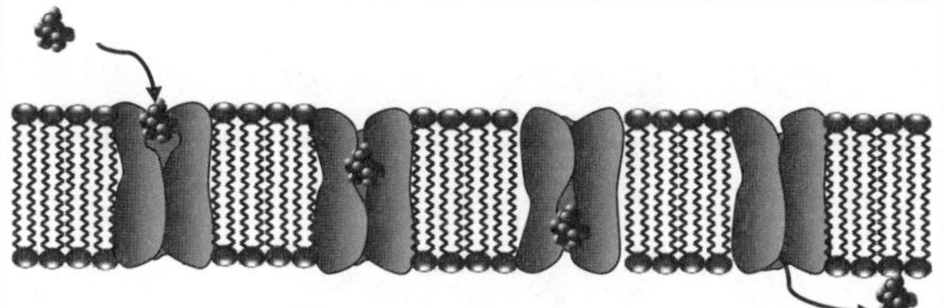

Figure 4.2 Etapes du transport facilité d'une molécule de substrat

Les transporteurs de glucose sont les plus étudiés. Ils assurent la diffusion facilitée du glucose du milieu extracellulaire vers le milieu intracellulaire (selon le gradient de concentration). Selon les tissus, on distingue plusieurs isoformes GLUT1 à GLUT5, chacune ayant un rôle différent selon la vitesse et la capacité de transport de glucose.

Le transporteur GLUT1 est ubiquitaire et assure le transport basal de glucose dans l'ensemble des cellules de l'organisme. Le transporteur GLUT4 est spécifiquement exprimé dans les muscles squelettiques et le tissu adipeux. Il permet d'augmenter de façon importante et rapidement l'utilisation de glucose de ces tissus en réponse à une hyperglycémie (repas). Le transporteur GLUT2 est exprimé dans les hépatocytes et les cellules β du pancréas endocrine alors que GLUT3 est spécifique des cellules nerveuses.

Le transport de l'eau est également favorisé par l'action de transporteurs facilités (figure 4.3) appelés aquaporines (AQP). Chez l'homme, une dizaine d'aquaporines ont été répertoriées. Elles sont présentes dans de nombreux tissus et cellules, notamment le rein où plusieurs types ont été décrits.

AQP1 est notamment présente dans les membranes luminales et basolatérales du tubule proximal lui assurant une très grande perméabilité osmotique, responsable de 80% de la réabsorption de l'eau filtrée au niveau glomérulaire. AQP1 est également présente dans les globules rouges, le poumon, l'œil, les glandes salivaires, les plexus choroïdes et dans certaines cellules endothéliales.

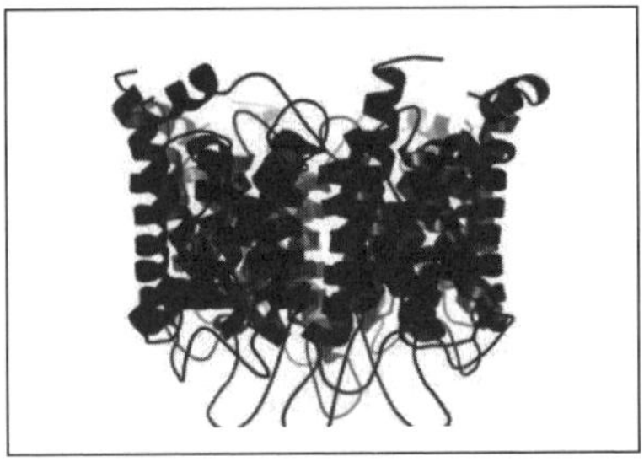

Figure 4.3 Aquaporine

II. Transports passifs

1) Mise en évidence

Considérons des cellules, par exemple des globules rouges (figure 4.4) placés dans une solution isotonique dont la concentration en sodium est supérieure à celle de la cellule et qui de plus contient du sodium radioactif (^{24}Na).

Au bout d'un certain temps, les globules rouges sont séparés de la solution et placés dans un compteur de radioactivité. Ceux-ci sont devenus radioactifs ce qui témoigne d'un flux entrant de sodium en fonction du gradient de concentration pouvant s'expliquer par des mécanismes passif de type électro-diffusion. Les mécanismes de transport du ^{24}Na sont identiques à ceux du sodium stable.

Cependant, si dans un second temps, on place à nouveau les globules rouges précédents radioactifs dans une solution présentant la même concentration en sodium mais non radioactive, on observe que celle-ci devient à son tour radioactive. Cette fois-ci ce phénomène est le témoin d'un flux sortant de sodium contre le gradient de concentration. Par ailleurs, ce flux sortant augmente lorsque la concentration en Adénosine TriPhosphate (ATP) de la cellule augmente.

On en déduit que le transport du sodium s'effectue contre le gradient de concentration grâce à un apport énergétique fournie par l'ATP.

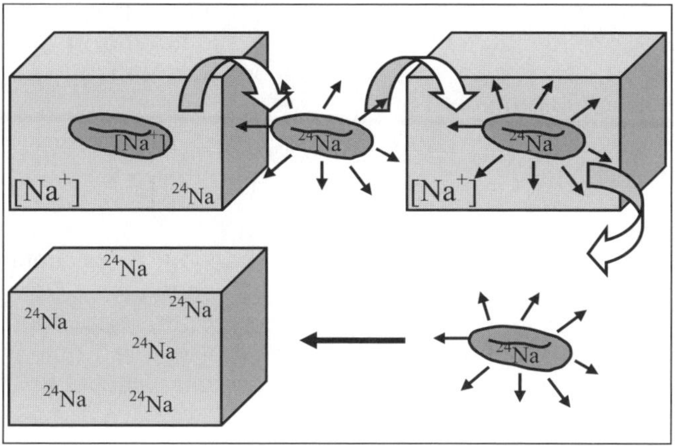

Figure 4.4 Mise en évidence du transport actif du ^{24}Na contre le gradient de concentration

2) Mécanisme du transport actif

Le transport actif met en jeu un transporteur spécifique qui consomme de l'énergie fournie lors de la dégradation de l'ATP en ADP. La protéine qui assure le transport est également responsable de l'hydrolyse de l'ATP d'ou son nom d'ATPase membranaire (figure 4.5). Ces transporteurs sont communément appelés pompes.

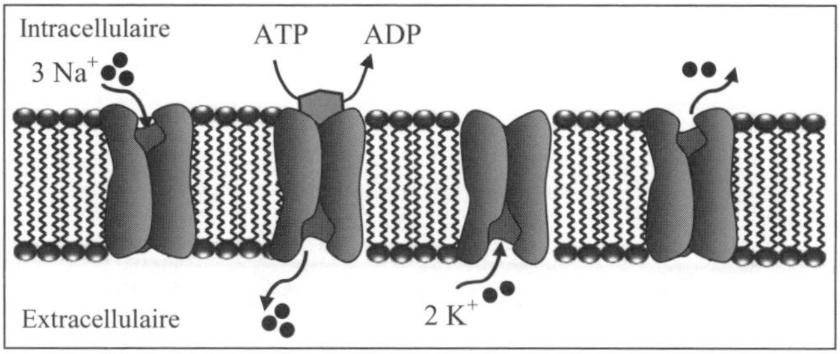

Figure 4.5 ATPase Na^+/K^+ (pompe à Na^+/K^+)

Il existe plusieurs plusieurs types d'ATPase en fonction de la nature des ions transportés, parmi lesquelles les plus importantes sont, outre les pompes Na^+/K^+ qui échangent 3 Na^+ contre 2 K^+, les pompes Ca^{++} et les pompes H^+ dite pompes à protons.

3) Conséquence sur le potentiel de membrane

Le transport actif vient s'opposer aux transports électrodiffusifs des ions avec comme conséquence l'absence d'égalisation des concentrations de part et d'autre de la membrane. Il vient donc s'opposer à l'annulation du potentiel de Goldman qui s'applique mais en restant permanent :

$$V_1 - V_2 = -\frac{RT}{zF} Ln \frac{u_{Na}[Na]_1 + u_K[K]_1}{u_{Na}[Na]_2 + u_K[K]_2}$$

Cependant, les pompes Na^+/K^+ échangent 3 Na^+ contre 2 K^+ ce qui provoque un déséquilibre des échanges. De ce fait l'électroneutralité n'est plus respectée. Pour s'opposer à ce déséquilibre et maintenir l'électroneutralité, le potentiel de membrane doit s'adapter. La pompe est dite électrogénique. Le potentiel résultant s'exprime alors :

$$V_1 - V_2 = -\frac{RT}{zF} Ln \frac{u_{Na}[Na]_1 + ru_K[K]_1}{u_{Na}[Na]_2 + ru_K[K]_2}$$

avec r le rapport des ions transportés (ici r =3/2), encore appelé ***constante de couplage***.

Chapitre 5

MODÉLISATION DES CINÉTIQUES DE TRANSPORT : NOTION D'ANALYSE COMPARTIMENTALE

Le transport ou la transformation d'une molécule dans l'organisme dépend de différents mécanismes mis en jeu simultanément faisant intervenir des lois physiques et chimiques intriquées, aboutissant à une quantification complexe des flux de substance.

Prenons l'exemple du glucose, nous avons vu qu'il passe de la lumière capillaire vers le milieu interstitiel simultanément par convection et diffusion puis que son passage transmembranaire est en grande partie assuré par des transporteurs facilités tandis que son métabolisme cellulaire implique l'action d'enzymes, au premier rang desquelles l'hexokinase qui transforme le glucose en glucose-6-phosphate (figure 5.1).

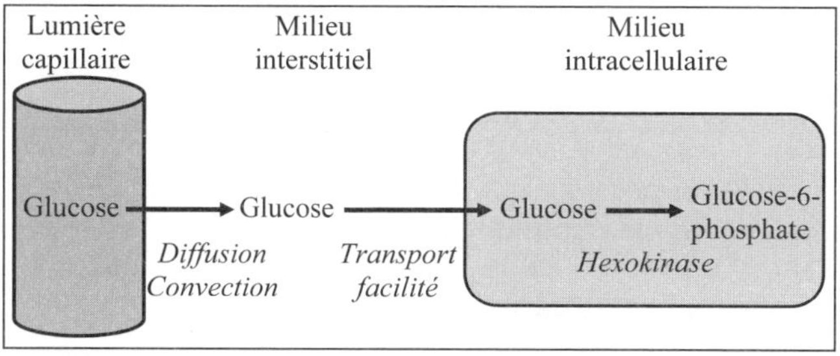

Figure 5.1 Mécanismes de transfert et de transformation du glucose

La quantification des flux s'avère en définitive complexe. D'où l'intérêt de recourir à une modélisation des flux indépendamment des mécanismes mis en jeu. C'est l'objectif de l'analyse compartimentale qui formalise les échanges entre différents états de la substance, chaque état constituant un compartiment spécifique.

Dans notre exemple, le transport du glucose met en jeu trois compartiments, à savoir le glucose plasmatique et extracellulaire qui peuvent, en première approximation être regroupés, le glucose intracellulaire non métabolisé et le glucose-6-phosphate intracellulaire (figure 5.2).

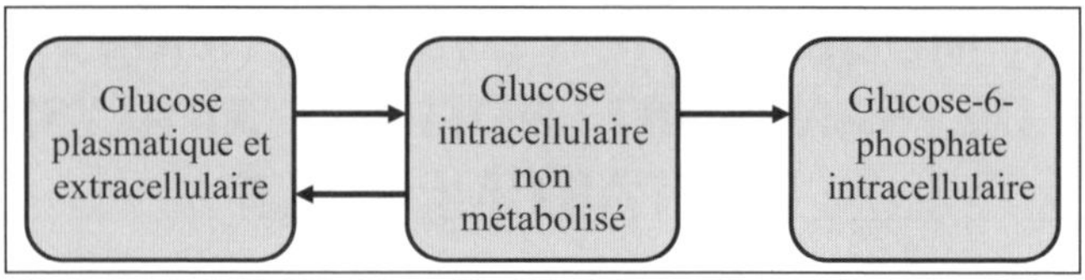

Figure 5.2 Modèle compartimental simplifié du glucose

Les flèches reliant les compartiments indiquent les flux observés, les transports pouvant être ou non réversibles.

I. Analyse compartimentale : définitions

1) Compartiments et systèmes compartimentés

On appel compartiment un système biochimique ou physiologique, c'est à dire un espace dans lequel le comportement cinétique des molécules constituant une substance S est identique. A ce titre les systèmes thermodynamiques constituent des compartiments.

Un compartiment est dit fermé lorsqu'il n'échange pas de substance avec l'extérieur. Un compartiment est dit ouvert lorsqu'il existe des échanges de substance avec l'extérieur.

Un système compartimenté est caractérisé par un nombre N de compartiments qui communiquent entre eux.

2) Grandeurs fondamentales

On appelle *quantité de substance* S, la masse en gramme ou le nombre de mole de substance présent dans un compartiment à un instant donné. S s'exprime comme le produit du volume V du compartiment par la concentration C(t) de la substance à l'instant t :

$$S(t) = VC(t)$$

Dans de nombreux cas, la mise en œuvre de modèles d'analyse compartimentale met en jeu des traceurs radioactifs dont le comportement est similaire à celui de la substance, par exemple du ^{24}Na dans l'étude des mécanismes de transport du sodium. Lorsque la substance est radioactive, la quantité de substance est caractérisée par son *activité* en Bq et C(t) représente son *activité spécifique* (Bq/L) notée A(t) et mesurée par un compteur de radioactivité.

On appelle **constante de vitesse k_{ji}** le taux de transport (s^{-1}) de la substance du compartiment i vers un compartiment j, k_{ij} représentant le taux inverse. L'usage veut que l'ordre des indices soit inversé avec en premier le compartiment d'arrivée de la substance, puis son compartiment d'origine (figure 5.3).

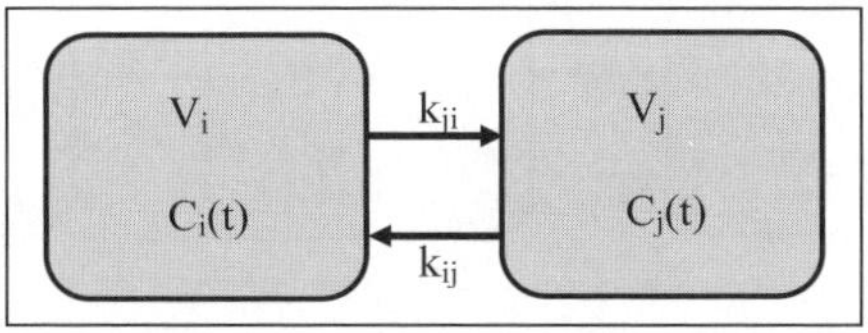

Figure 5.3 Grandeurs fondamentales d'un modèle compartimental : constantes de vitesse

Par convention, l'extérieur d'un système compartimental est noté 0. Ainsi, la sortie irréversible d'une substance S vers l'extérieur (figure 5.4) sera notée k_{01} (k_{10}=0). La quantité de substance qui sort d'un compartiment par unité de temps sera égale à :

$$\frac{dS(t)}{dt} = -k_{01}S(t)$$

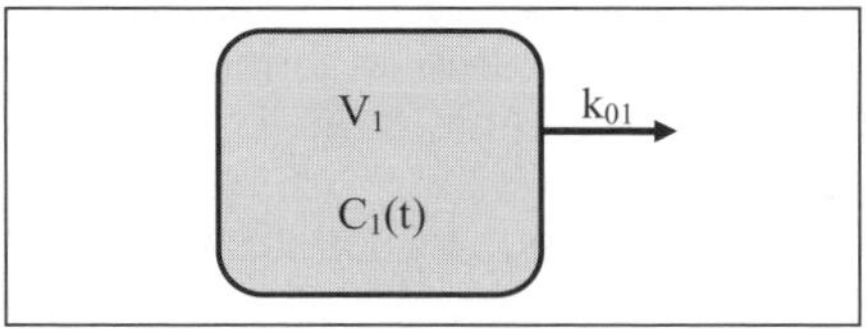

Figure 5.4 Grandeurs fondamentales d'un modèle compartimentale : sortie de substance

3) Exemples de modèles compartimentaux

De très nombreux modèles compartimentaux permettent de quantifier les échanges de substances. Ils dérivent d'études expérimentales, le modèle choisi étant celui qui s'adapte le mieux aux résultats.

Chaque modèle est caractérisé par son nombre de compartiments et par leur organisation les uns par rapport aux autres, défini par les valeurs des constantes de vitesse. Des exemples de modèles un ou deux compartiments (figures 5.6 et 5.15) seront successivement décrits dans ce chapitre. Le métabolisme du glucose est un bon exemple de modèle à trois compartiments (figure 5.5).

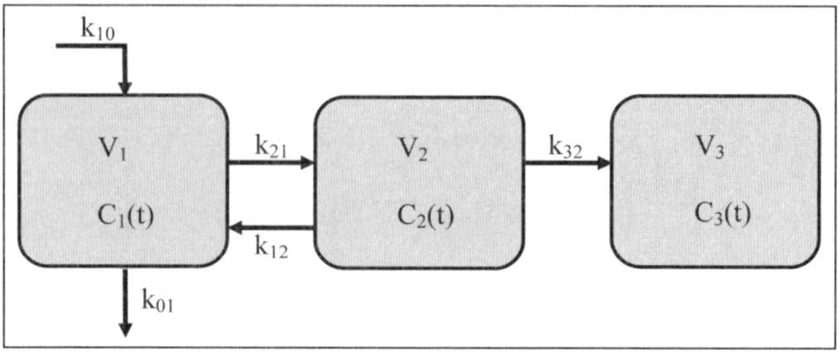

Figure 5.5 modèle compartimental du glucose

II. Modèles monocompartimentaux

1) Modèle monocompartimental fermé

a) Dilution isotopique

Considérons une quantité de substance S présente dans un compartiment fermé de volume inconnu V, le compartiment étant fermé S(t) et C(t) sont constants dans le temps.

L'utilisation d'un traceur radioactif spécifique du compartiment permet de déterminer le volume et la quantité de substance S présente dans le compartiment. Cette mesure comprend plusieurs étapes (figure 5.6).

- ***Etape de dilution*** *:* Un volume v_0 d'un traceur radioactif d'activité A_0 est injecté sous forme d'un bolus (injection unique rapide) dans le compartiment. Au bout d'un certain temps, il se dilue, sous l'effet de l'agitation moléculaire, de manière homogène dans le volume V du compartiment, d'où le terme de *dilution isotopique*.

- ***Détermination du volume du compartiment*** *:* Un volume v est ensuite prélevé du compartiment. L'activité a du prélèvement est mesurée dans un compteur radioactif. La dilution étant homogène, les activités spécifiques dans le compartiment et le prélèvement sont égales, soit :

$$\frac{A_0}{V + v_0} = \frac{a}{v}$$

Si v_0 injecté est très petit devant V, le volume du compartiment est égale à :

$$V = v\frac{A_0}{a}$$

- ***Détermination de la quantité de substance présente dans le compartiment*** : elle est égale au produit du volume du compartiment par sa concentration :

$$S = VC$$

Le principe de dilution isotopique est un moyen précis de déterminer les volumes liquidiens et des masses échangeables de différents électrolytes.

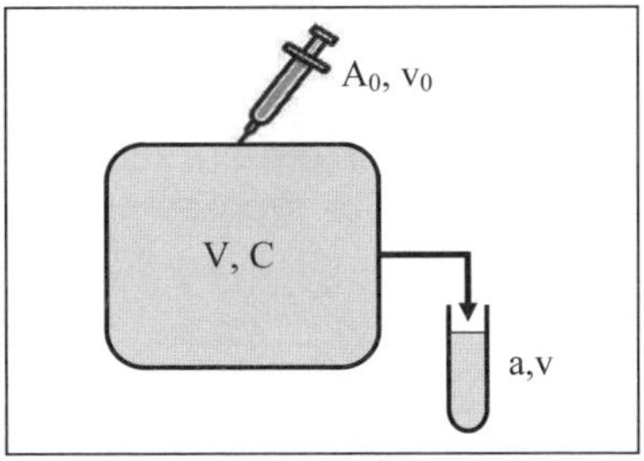

Figure 5.6 Principe de dilution isotopique

b) Mesure des volumes globulaire et plasmatique

L'estimation des volumes sanguins globulaire et plasmatique est une des applications les plus courantes de la dilution isotopique. Celle-ci est réalisée en injectant au patient un traceur radioactif spécifique du volume mesuré. Ce traceur doit se diluer de façon homogène dans le compartiment et ne pas ressortir du compartiment avant la fin de la mesure.

Le volume plasmatique (VP) est déterminé en utilisant de l'albumine marquée au ^{99m}Tc ou à l'^{123}I dont on sait qu'elle ne peut ni franchir la membrane capillaire, ni pénétrer dans les hématies. Le volume globulaire (VG) peut être déterminé en marquant, après prélèvement et centrifugation, les hématies du patients avec du ^{51}Cr ou du ^{99m}Tc.

Les valeurs normales du volume globulaire sont comprises entre 25 et 33 ml/kg chez l'homme et 22 et 28 ml/kg chez la femme.

Ces valeurs peuvent être augmentées dans certaine situations pathologiques comme la maladie de Vaquez qui est caractérisée par une prolifération maligne de globules rouge, ou en cas de dopage par l'érythropoïétine (EPO).

La mesure des volumes plasmatique et globulaire permet d'estimer le volume sanguin total qui correspond à la somme des deux, ainsi que l'hématocrite (Ht) qui par définition est égale à :

$$Ht = \frac{VG}{VG + VP}$$

2) Modèle monocompartimental ouvert

a) Constante et loi d'élimination

Considérons un compartiment unique (figure 5.7) de volume V_1 constant, dans lequel est injectée, sous forme de bolus une quantité S_0 de substance. C_0 représente la concentration de substance au temps t_0.

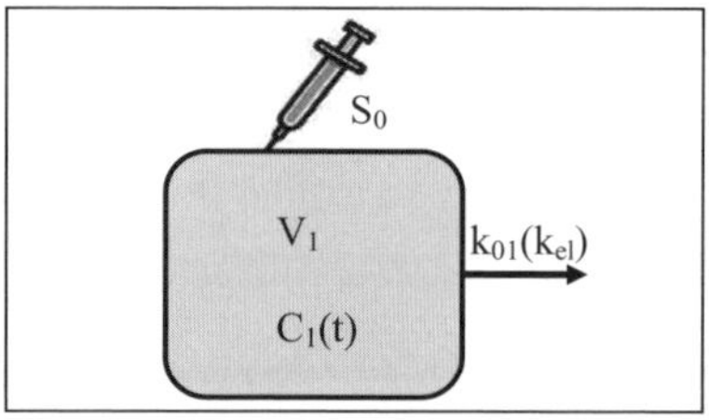

Figure 5.7 Modèle monocompartimental ouvert

Par définition, on appelle ***constante d'élimination***, le taux de transport k_{01} (aussi noté k_{el}) de la substance vers l'extérieur (extérieur de l'organisme ou 2ème compartiment fermé).

On démontre que l'évolution dans le temps de la quantité de substance S(t) sortante et de la concentration $C_1(t)$ suivent une loi exponentielle décroissante :

$$S_1(t) = S_0 e^{-k_{01}t} \quad \text{et} \quad C_1(t) = C_0 e^{-k_{01}t}$$

Démonstration

La quantité de substance qui sort par unité de temps est égale à :

$$\frac{dS_1(t)}{dt} = -k_{01}S_1(t) \rightarrow \frac{dS_1(t)}{S_1(t)} = -k_{01}dt$$

Par ailleurs : $S_1(t) = V_1C_1(t)$

$$\left.\right\} \frac{dC_1(t)}{C_1(t)} = -k_{01}dt$$

$$\rightarrow \quad \int \frac{dC_1(t)}{C_1(t)} = -k_{01}t + Cte$$

Après intégration $LnC_1(t) = -k_{01}t + Cte$ et au temps t=0 : $LnC_0 = Cte$

$$\rightarrow \quad LnC_1(t) - LnC_0 = -k_{01}t$$

soit $\frac{C_1(t)}{C_0} = e^{-k_{01}t} \rightarrow C_1(t) = C_0e^{-k_{01}t}$

et $S_1(t) = V_1C_1(t) \rightarrow S_1(t) = S_0e^{-k_{01}t}$ } Lois exponentielles

Pour un traceur radioactif $A_1(t) = A_0e^{-k_{01}t}$

b) Courbes d'élimination

La courbe correspondant à l'évolution, sous la forme d'une loi exponentielle décroissante, de la concentration C(t) (figure 5.8) est appelée courbe d'élimination du compartiment. La constante d'élimination caractérise la rapidité de la décroissance (s^{-1}, mn^{-1}, h^{-1}) de la concentration.

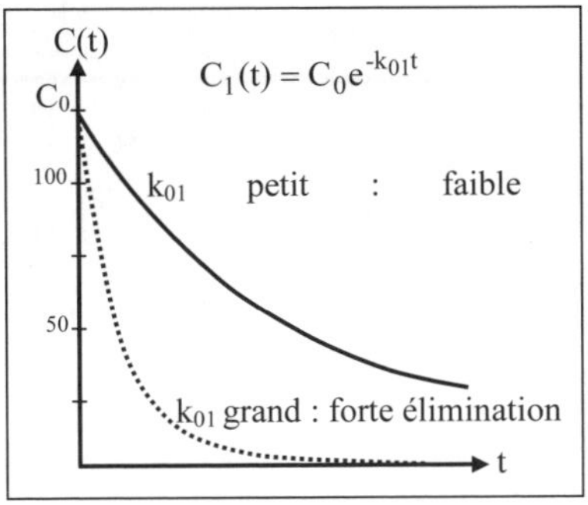

Figure 5.8 Courbe d'élimination : modèle mono-compartimental ouvert

Il est d'usage de représenter graphiquement cette courbe en coordonnées semi-logarithmiques, c'est-à-dire en exprimant le logarithme népérien de la loi d'élimination, soit :

$$C_1(t) = C_0 e^{-k_{01}t} \quad \rightarrow \quad LnC(t) - LnC_0 = -k_{01}t$$

$$\rightarrow \quad LnC(t) = LnC_0 - k_{01}t \quad \text{qui est du type } Y(t) = Y_0 - k_{01}t$$

Il est alors possible de tracer LnC(t) sous la forme d'une droite de pente $-k_{01}$.

Cette représentation aura le mérite de faciliter la détermination graphique de la constante d'élimination par l'usage de papier semi-logarithmique qui permet de représenter C(t) directement sur un axe logarithmique (figure 5.9).

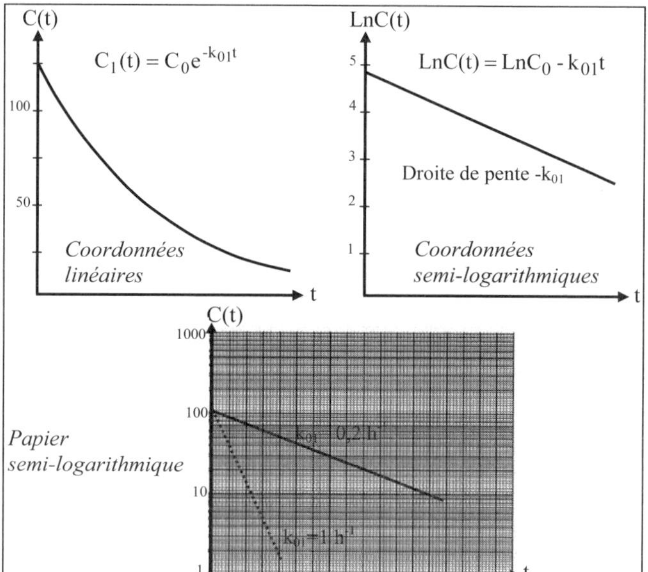

Figure 5.9 Courbes d'élimination : coordonnées linéaires et coordonnées semi-logarithmiques

c) Demi-vie d'élimination (période biologique)

Par définition, la demi-vie d'élimination $T_{1/2}$, correspond au temps au bout duquel la concentration à l'intérieur du compartiment aura diminué de moitié. Dans le cas d'un modèle monocompartimental :

$$T_{1/2} = \frac{Ln2}{k_{01}} = \frac{0,693}{k_{01}}$$

Démonstration

Au temps $t = T_{1/2}$: $C = \frac{C_0}{2}$ et $C = C_0 e^{-k_{01}T_{1/2}}$

$\rightarrow \frac{C_0}{2} = C_0 e^{-k_{01}T_{1/2}} \quad \rightarrow \quad Ln\frac{1}{2} = -k_{01}T_{1/2}$

et finalement $T_{1/2} = \frac{Ln2}{k_{01}} = \frac{0,693}{k_{01}}$

Rapportée à un compartiment biologique, la demi-vie d'élimination est encore appelée ***période biologique***. Pour une demi-vie d'élimination, la concentration est divisée par 2. Elle est divisée par 16 pour 4 demi-vies d'élimination.

On estime qu'une substance est « totalement éliminée » (à 3% près) au bout d'un temps égal à 5 demi-vies. La demi-vie d'élimination est facilement déterminée graphiquement (figure 5.10).

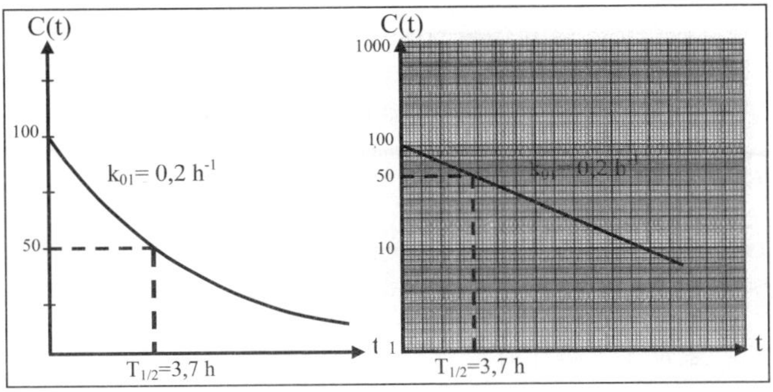

Figure 5.10 Courbes d'élimination : détermination de la demi-vie d'élimination

d) Vitesse d'élimination v(t)

Par définition, la vitesse d'élimination v(t) correspond à la variation de concentration dans le compartiment en fonction du temps :

$$v(t) = -\frac{dC(t)}{dt} \quad \text{avec} \quad \frac{dC(t)}{dt} = -k_{01}C(t)$$

$$\rightarrow \quad v(t) = -\frac{dC(t)}{dt} = k_{01}C(t)$$

La constance de k_{01} au cours du temps permet de définir le caractère linéaire ou non linéaire de la cinétique (figure 5.11).

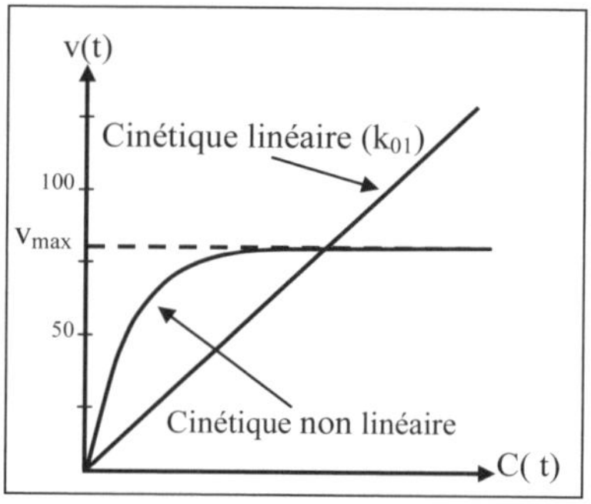

Figure 5.11 Cinétiques linéaires et non linéaires

- *Cinétique linéaire*

Si k_{01} est constant au cours du temps la cinétique est linéaire. Au fur et à mesure de l'élimination de la substance, sa concentration C(t) diminue et la vitesse d'élimination v(t) diminue également.

- *Cinétique non linéaire*

La cinétique n'est pas toujours linéaire. Dans ce cas, k_{01} n'est pas constant. La vitesse d'élimination peut ainsi suivre une cinétique de Michaelis de type enzymatique, comme cela a été décrit dans les transports facilités, tel que :

$$v(t) = \frac{v_{max}C(t)}{K_{max} + C(t)}$$

avec v_{max} la vitesse maximale d'élimination correspondant à un phénomène de saturation à concentrations élevées et K_{max} la pente correspondant à $v_{max}/2$.

Lorsque la cinétique est non linéaire, il existe deux situations particulières selon les valeurs de K_{max}. Si K_{max} est très grand devant la concentration, C(t) est négligeable devant K_{max} et l'évolution dans le temps de v(t) devient linéaire :

$$v(t) = \frac{v_{max} C(t)}{K_{max}} = KC(t)$$

K_{max} et v_{max} étant constants, la vitesse d'élimination devient proportionnelle à la concentration et la *cinétique est dite linéaire d'ordre 1*

A l'inverse, Si K_{max} est très petit devant la concentration, K_{max} est à son tour négligeable et :

$$v(t) = \frac{v_{max} C(t)}{C(t)} = v_{max}$$

la vitesse d'élimination devient constante et maximale, caractéristique d'une *cinétique d'ordre 0.*

Entre ces deux situations extrêmes, la cinétique dépend de la dose, de telle sorte que la notion même de demi-vie n'a pas de sens.

La dégradation enzymatique de l'éthanol par l'action de l'alcool déshydrogénase et de l'acétaldéhyde déshydrogénase est un exemple de cinétique variable (figure 5.12) avec une première phase de cinétique d'ordre 0 à vitesse constante maximale puis une deuxième phase linéaire associée à une vitesse qui diminue.

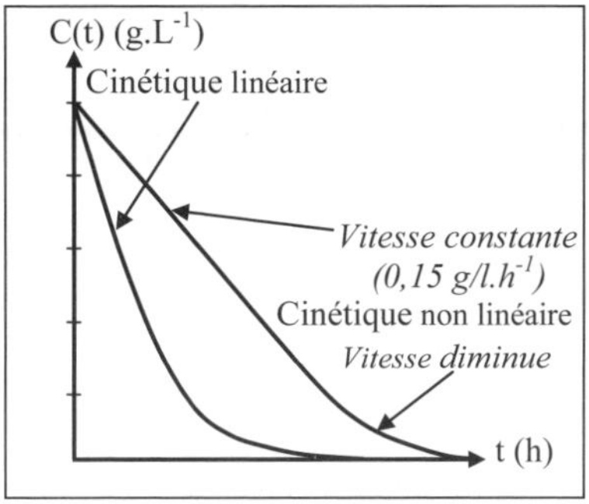

Figure 5.12 Cinétique de la dégradation enzymatique de l'éthanol

Lorsque la concentration maximale diminue, par exemple en

cas de mal absorption, la phase linéaire devient prépondérante, l'élimination est alors plus lente.

e) Clairance (clearance)

i. Définition

Considérons un compartiment ouvert contenant une substance S, de volume V et de constante d'élimination k_{el} (k_{01}), on appelle clairance notée Cl le volume dV épuré de la substance S pendant un temps dt, soit :

$$Cl = -\frac{dV}{dt} = k_{el}V$$

Démonstration

$$\text{Soit } S(t) = VC(t) \text{ alors } dS(t) = dVC(t) = dV\frac{S(t)}{V} \rightarrow \frac{dS(t)}{S(t)} = \frac{dV}{V}$$

$$\text{avec } \frac{dS(t)}{S(t)} = -k_{el}dt \rightarrow \frac{dS(t)}{S(t)} = \frac{dV}{V} = -k_{el}dt \text{ et } Cl = -\frac{dV}{dt} = k_{el}V$$

ii. Détermination pratique

Considérons la courbe d'élimination d'une substance S de concentration C(t) après injection ponctuelle d'une quantité S_0 de substance dans un compartiment unique ouvert (figure 5.7). On démontre que la clairance de cette substance peut également s'exprimer en fonction de l'Aire Sous la Courbe (figure 5.13), notée ASC, de l'évolution dans le temps de C(t) :

$$Cl = k_{el}V = \frac{S_0}{ASC}$$

Cette relation est vraie quelque soit le modèle.

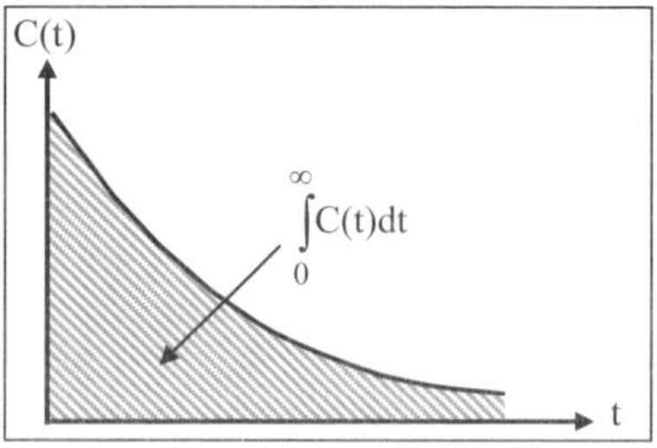

Figure 5.13 Aire sous la courbe de C(t)

Démonstration

Soit $C(t) = C_0 e^{-k_{el}t}$, l'aire sous la courbe s'exprime :

$$ASC = \int_0^{\infty} C(t)dt = C_0 \int_0^{\infty} e^{-k_{el}t}dt = -\frac{C_0}{k_{el}}\left[e^{-k_{el}t}\right]_0^{+\infty} = -\frac{C_0}{k_{el}}[0-1] = \frac{C_0}{k_{el}}$$

soit $k_{el} = \frac{C_0}{ASC}$ avec $V = \frac{S_0}{C_0}$ (principe de dilution)

et finalement : $Cl = k_{el}V = \frac{S_0}{ASC}$

iii. Clairance glomérulaire au 51Cr-EDTA

En clinique la clairance glomérulaire peut être calculée après injection plasmatique d'une activité A_0 d'un radiotraceur, le ^{51}Cr-EDTA, dont le comportement est spécifique de la fonction glomérulaire car il est totalement filtré par le glomérule, mais n'est ni sécrété ni réabsorbé par le tubule rénale.

Le modèle de la filtration glomérulaire du ^{51}Cr-EDTA peut être assimilé à un compartiment unique ouvert correspondant au plasma, la constante d'élimination k_{el} traduisant la filtration depuis le plasma vers l'urine primitive.

En l'absence de sécrétion et de réabsorption tubulaire, le compartiment urinaire est équivalent au milieu extérieur (figure 5.14).

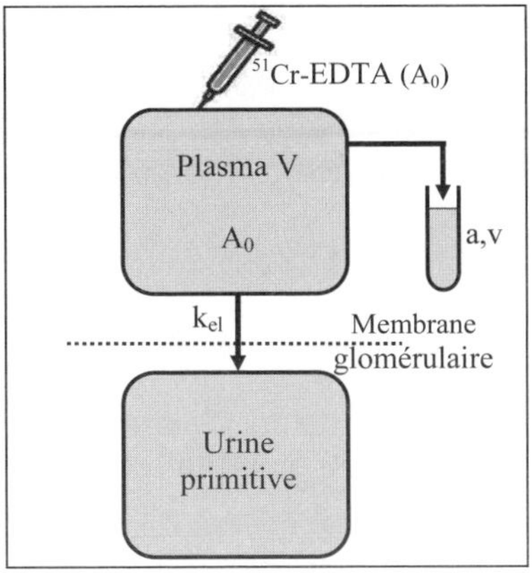

Figure 5.14 Modèle compartimentale du ^{51}Cr-EDTA

En pratique l'estimation de clairance glomérulaire comporte 5 étapes.

- ***Etape 1*** : prélèvement d'échantillons plasmatiques

Dans un premier temps, on prélève 2 échantillons plasmatiques de même volume v à deux temps différents t_1 et t_2. Les activités a_1 et a_2 de chaque échantillon sont mesurées dans un compteur de radioactivité. Les valeurs respectives des activités sont reportées graphiquement en coordonnées semi-logarithmique (figure 5.15), ce qui permet de tracer la droite de l'évolution dans le temps de a(t) soit :

$$a(t) = a_0 e^{-k_{el} t}$$

- ***Etape 2*** : estimation de k_{el}

k_{el} correspond à la pente de la droite précédente et est déterminé à partir de la relation :

$$k_{el} = \frac{Ln(a_1) - Ln(a_2)}{t_2 - t_1}$$

- ***Etape 3*** : estimation de l'activité a_0 extrapolée à t_0 (avant filtration du traceur radioactif). La valeur de a_0 peut être calculée à partir de la relation :

$$Ln(a_0) = Ln(a_1) + k(t_1 - t_0) \quad \rightarrow \quad a_0 = e^{Ln(a_1) + k(t_1 - t_0)}$$

- ***Etape 4*** : estimation du volume V du compartiment plasmatique selon le principe de la dilution isotopique :

$$V = v \frac{A_0}{a_0}$$

- ***Etape 5*** : calcul de la clairance glomérulaire :

$$Cl = k_{el} V$$

exprimée en $mL.s^{-1}$ ou en $L.mn^{-1}$

Les valeurs normales de la clairance glomérulaire au ^{51}Cr-EDTA sont comprises entre 90 et 140 $mL.mn^{-1}$.

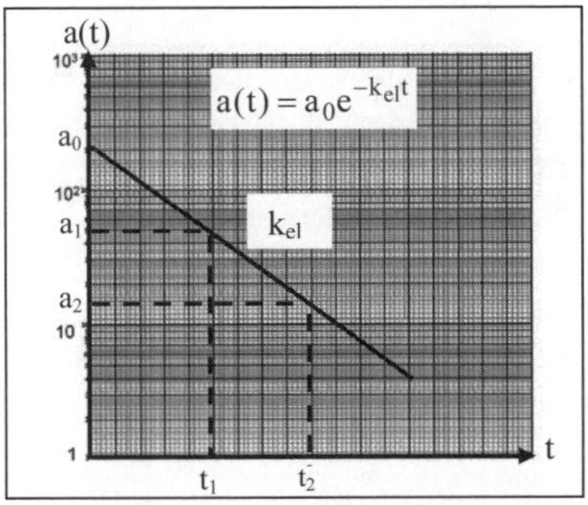

Figure 5.15 Principe de la mesure de la clairance glomérulaire au ^{51}Cr-EDTA

III. Modèles bicompartimentaux

Parmi les différents modèles bicompartimentaux, l'un des plus utilisés est le modèle à 2 compartiments ouverts, constitué de 2 compartiments communiquant entre eux par des échanges bidirectionnels, le premier recevant l'injection de la substance ou du radiotraceur tout en assurant son élimination vers le milieu extérieur (figure 5.16).

Ce modèle ainsi que son homologue à 3 compartiments ouverts est fréquemment utilisé pour rendre compte du métabolisme d'une substance, par exemple le métabolisme de l'iode dans la thyroïde.

Dans ce type de modèle, le premier compartiment est formé par l'espace de diffusion plasmatique.

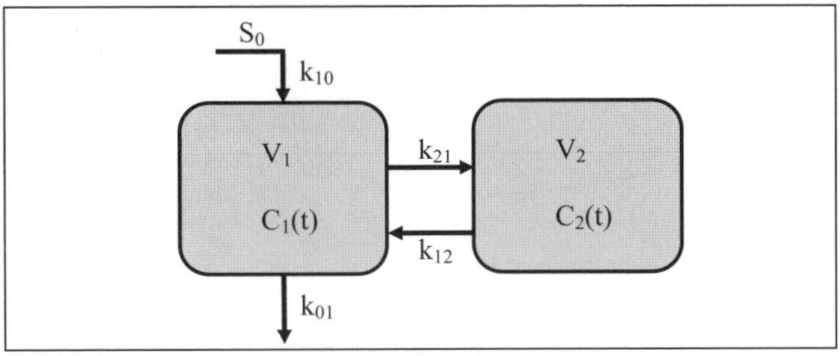

Figure 5.16 Modèle à 2 compartiments ouverts

1) Courbe de décroissance

Soit l'injection instantanée et unique d'une substance (ou d'un radiotraceur) S_0 dans un premier compartiment qui représente alors le compartiment non métabolisé. Le cas le plus fréquent est l'injection Intra Veineuse dans le plasma.

L'élimination urinaire ou digestive de la substance à partir du compartiment plasmatique est caractérisée par la constante d'élimination k_{01} (k_{el}).

La substance est transportée et/ou métabolisée de manière réversible vers un deuxième compartiment. k_{21} et k_{12} représentent les constantes d'échange entre les 2 compartiments.

L'évolution dans le temps de la concentration (ou de l'activité) de la substance (ou du radiotraceur) injectée dans le compartiment plasmatique peut être estimée par prélèvements sanguins multiples et dosages plasmatiques (ou par détection externe à l'aide d'un détecteur de radioactivité).

La courbe de décroissance correspondante a l'allure d'une fonction bi-exponentielle.

La première partie non linéaire de la courbe de décroissance correspond à la phase de distribution de la substance ou du radiotraceur. La seconde, linéaire, correspond à la phase d'élimination proprement dite (figure 5.17).

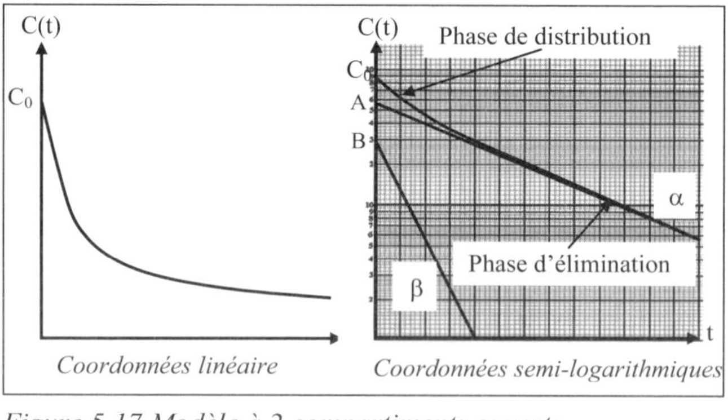

Figure 5.17 Modèle à 2 compartiments ouverts

La courbe de décroissance se décompose en deux

exponentielles de pentes différentes.

- *La première de faible pente* α et d'ordonnée à l'origine A peut s'écrire :

$$Ae^{-\alpha t}$$

- *La seconde de forte pente* β et d'ordonnée à l'origine B est telle que :

$$Be^{-\beta t} = C(t) - Ae^{-\alpha t} \quad \text{avec} \quad A + B = C_0$$

Il faut noter que les pentes α et β sont différentes des constantes de vitesse k_{ij} et notamment de la constante d'élimination k_{01}. En pratique, la détermination de ces constantes de vitesse nécessite des calculs différentiels complexes.

2) Calcul de la constante d'élimination (k_{el}=k_{01})

Après décomposition, la courbe d'élimination C(t) peut s'exprimer sous la forme :

$$C(t) = Ae^{-\alpha t} + Be^{-\beta t}$$

et la constante d'élimination k_{01} est égale à :

$$k_{01} = \frac{(A+B)}{(\frac{A}{\alpha} + \frac{B}{\beta})}$$

Démonstration

sachant que $Cl = k_{01}V_1 = \frac{S_0}{ASC}$ alors $k_{01} = \frac{S_0}{ASC.V_1}$

avec $ASC = \int_0^\infty C(t)dt = \int_0^\infty (Ae^{-\alpha t} + Be^{-\beta t})dt = \frac{A}{\alpha} + \frac{B}{\beta}$

et $C_0 = A + B = \frac{S_0}{V_1}$

d'où $S_0 = (A+B)V_1$

On en déduit $k_{01} = \frac{S_0}{ASC.V_1} = \frac{(A+B)V_1}{(\frac{A}{\alpha} + \frac{B}{\beta})V_1}$

et finalement $k_{01} = \frac{(A+B)}{(\frac{A}{\alpha} + \frac{B}{\beta})}$

3) **Cinétique dans le compartiment 2 : exemple de la fixation de l'iode radioactif dans la thyroïde (modèle simplifié)**

Soit l'administration (IV ou per os) dans le plasma d'une activité A_0 d'^{131}I métabolisée par la thyroïde sous forme de tétraïodothyronine (T4) et de triïodothyronine (T3). L'^{131}I est un émetteur γ,β de Période T_{Phys} égale à 8j.

Le métabolisme de l'iode par la thyroïde peut être estimé par un modèle à deux compartiments ouverts dans lequel le premier correspond à l'iode libre plasmatique et le second à l'iode cellulaire métabolisé.

Comme cela vient d'être montré, la cinétique du premier compartiment, c'est-à-dire de l'iode libre plasmatique, correspond à la courbe de décroissance :

$$A_1(t) = Ae^{-\alpha t} + Be^{-\beta t}$$

avec $A_1(t)$ l'évolution de la radioactivité dans le plasma.

La cinétique du second compartiment, c'est-à-dire de l'iode cellulaire métabolisé, peut être modélisée par la relation :

$$A_2(t) = C(e^{-\alpha t} - e^{-\beta t})$$

avec $A_2(t)$ l'évolution de la radioactivité dans le tissu thyroïdien appelée courbe de fixation de l'^{131}I par la thyroïde. L'analyse de cette courbe fournit de précieuses informations sur la fonction thyroïdienne.

En pratique, on étudie le taux de fixation l'^{131}I par la thyroïde exprimé en % :

$$F(t) = 100\frac{A_{th}(t)}{A_s(0)}$$

avec $A_s(0)$ l'activité mesurée dans la seringue et $A_{th}(t)$ l'activité mesurée dans l'aire thyroïdienne grâce à la sonde de détection γ capable d'enregistrer le nombre de photons émis à un instant donné par la thyroïde.

La courbe de l'évolution dans le temps du taux de fixation est appelée courbe de fixation (figure 5.18). Cette courbe possède chez le sujet normal un pic F_{max} vers la 24ième heure.

La courbe de fixation thyroïdienne peut être divisée en deux parties, de part et d'autre du pic de fixation, correspondant aux phases de captation et d'élimination du radiotraceur.

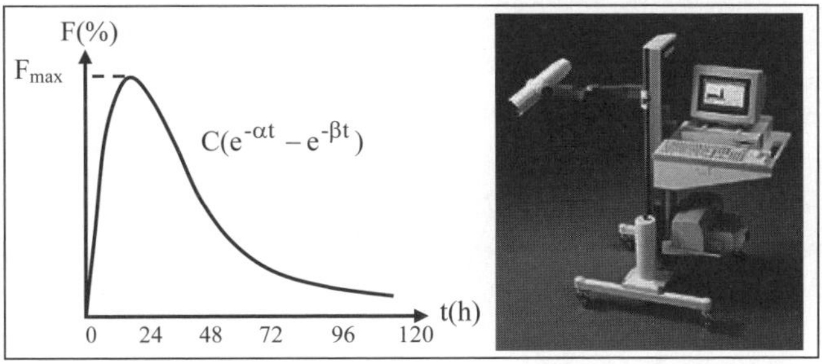

Figure 5.18 Courbe de fixation thyroïdienne et sonde de détection γ.

- Phase de captation initiale

Au cours de cette phase, la constante de vitesse k_{21} est prépondérante. La cinétique de fixation permet de distinguer différentes situations métaboliques pathologiques appelées dysthyroïdies (figure 5.19). Ainsi, l'hyperthyroïdie (maladie de Basedow, nodule toxique, ...) est caractérisée par une hyperfixation alors que l'hypothyroïdie est caractérisée par une hypofixation.

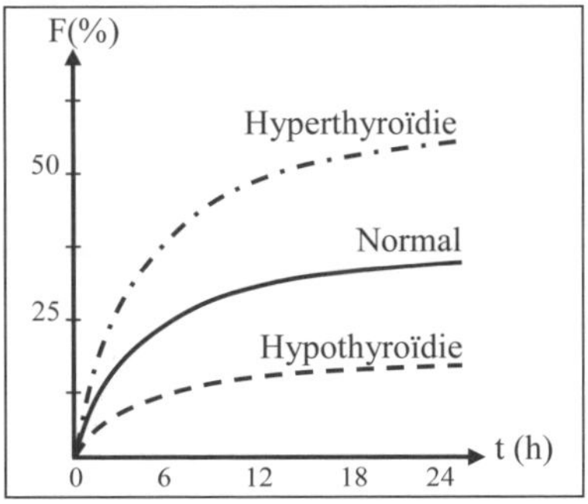

Figure 5.19 Courbes de fixation thyroïdiennes et dysthyroïdies

- Phase d'élimination

La fixation de l'iode radioactif atteint son maximum vers la 24ème heure. Il s'en suit une élimination biologique au cours de laquelle k_{12} devient prépondérant (figure 5.20).

La réalisation de telles cinétiques est indiquée pour adapter la dose d'^{131}I à injecter à un patient, atteint d'hyperthyroïdie ou d'un cancer thyroïdien et devant être traité par radiothérapie métabolique. En effet, si la cinétique est rapide il convient, pour être efficace, d'augmenter la dose.

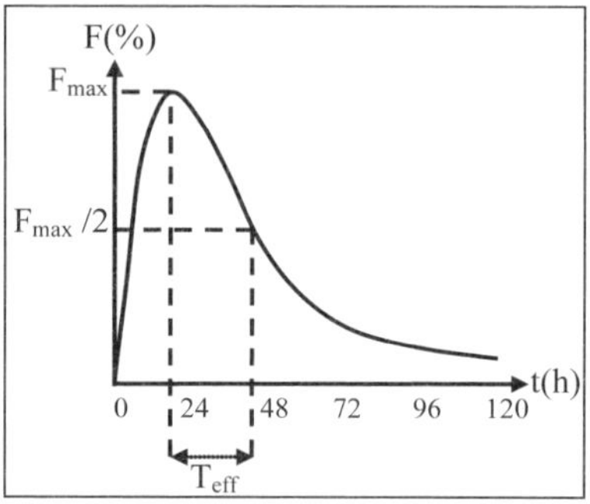

Figure 5.20 Elimination de l'^{131}I : calcul de la période effective

La période biologique T_{bio}, c'est-à-dire le taux de demi-élimination de l'iode par la thyroïde est une caractéristique du métabolisme thyroïdien. Celle-ci est reliée à la période effective T_{eff}, c'est-à-dire le temps pendant lequel le taux de fixation est divisé par 2 par rapport à la fixation maximale, et à la période physique radioactive du radiotraceur T_{ph}, tel que :

$$\frac{1}{T_{eff}} = \frac{1}{T_{bio}} + \frac{1}{T_{ph}}$$

La période effective est déterminée sur la courbe. Connaissant la période physique du radiotraceur, on calcule la période biologique et la cinétique d'élimination.

Chapitre 6

LES POTENTIELS BIOÉLECTRIQUES

Les cellules sont douées de propriétés électriques liées aux caractéristiques de la membrane cellulaire. Ces propriétés sont une conséquence directe des lois des transports d'ions, électrodiffusion et transports actifs notamment, à travers les membranes cellulaires.

Elles se traduisent par la mise en place et le maintien d'un potentiel électrique transmembranaire de repos, propriété commune à toutes les cellules vivantes.

Certaines cellules, dites excitables, sont l'objet de modifications de potentiel en réponse à une activation qui constitue le potentiel d'action. Les principales cellules excitables sont les cellules nerveuses et musculaires dont le myocarde.

La propagation des variations des potentiels électriques membranaires peut être enregistrée. Ces enregistrements sont à la base d'explorations fonctionnelles couramment utilisée en clinique. C'est notamment le cas de l'électrocardiogramme, de l'électro-encéphalogramme et de l'électromyogramme.

Sur le plan biophysique, la membrane cellulaire est un élément fondamental qui sépare les milieux intracellulaires et extracellulaires, lesquels en raison des mécanismes de transport mis en jeu, présentent une différence de potentiel électrique et des concentrations ioniques différentes.

I. Potentiel de repos

1) Constatations expérimentales

Toutes les cellules vivantes possèdent une différence de potentiel strictement localisée à la membrane mesurable à l'aide de deux micro électrodes intra et extracellulaires. Cette différence de potentiel est associée à une inégalité de concentration des ions de part et d'autre de la membrane.

a) Potentiel de membrane cellulaire de repos

La différence de potentiel de repos de part et d'autre de la membrane cellulaire est caractérisée par une face interne négative et une face externe positive, telle que :

$$V_{repos} = V_i - V_e < 0$$

Au repos, le potentiel de membrane des cellules non excitables est faible, par exemple de l'ordre de - 8 mV au niveau de la membrane des globules rouges. A l'opposé, le potentiel de repos des cellules excitables est élevé. Il peut atteindre -50 à -90 mV pour les cellules nerveuses et -90 mV pour les cellules myocardiques.

b) Inégalité de concentration des ions de part et d'autre de la membrane

La différence de potentiel membranaire est associée à l'inégalité de concentration des ions à travers la membrane. Au repos, la composition ionique de part et d'autre de la membrane peut différer selon les types de cellules mais est relativement constante pour un type de cellule donné (tableau 6.I). Quelque soit le type de cellule, la concentration intracellulaire en K^+ est toujours nettement supérieure à sa concentration extracellulaire, alors que c'est l'inverse pour le Na^+. La concentration intracellulaire en Cl^- est inférieure à sa concentration extracellulaire et le milieu intracellulaire contient des macromolécules (protéines) non diffusibles en grande concentration.

Ion	Intracellulaire	Extracellulaire
K^+	150	4,5
Na^+	12	140
Cl^-	7	140
Ca^{++}	≈ 0	1,5

Tableau 6.I Concentrations moyennes ($mmol.L^{-1}$) des principaux ions de part et d'autre de la membrane d'un neurone

2) Interprétation

Le potentiel de repos est une conséquence de l'inégalité de répartition des ions de part et d'autre de la membrane. Chaque espèce d'ion se déplace sous l'action de son gradient électrochimique. Les forces de diffusion associées au gradient de potentiel chimique s'exercent du milieu le plus concentré vers le milieu le moins concentré. Les forces de migration électrique liées à la différence de potentiel électrique s'exercent en fonction de leur charge.

Le maintien d'un potentiel négatif et de concentrations ioniques constantes ne peut s'observer que si les flux diffusifs et électriques sont équilibrés. C'est effectivement le cas pour les ions K^+ qui sortent de la cellule sous l'effet des forces diffusives et peuvent y entrer sous l'effet du champ de migration électrique. Il en va de même, mais en sens inverse pour le Cl^-.

En revanche, les deux forces qui agissent sur le Na^+ favorisent l'entrée permanente du Na^+ dans la cellule (figure 6.1). Ceci est contradictoire avec le maintien d'une faible concentration intracellulaire en Na^+ qui ne peut être obtenue que si en parallèle des ions Na^+ ressortent de la cellule. C'est précisément le rôle des pompes à Na^+/K^+.

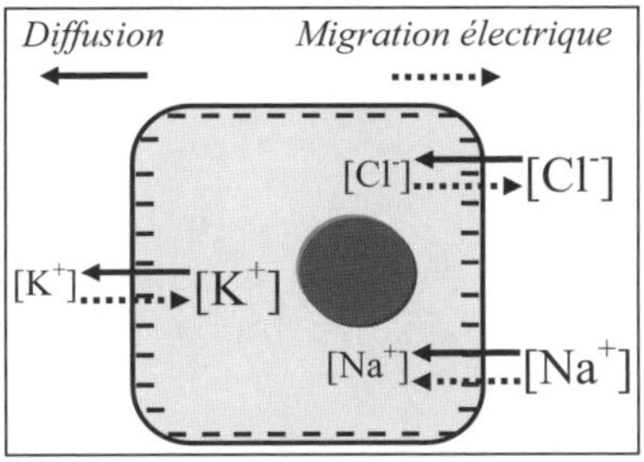

Figure 6.1 Flux électrodiffusif des ions à travers la membrane cellulaire

Le maintien des concentrations ioniques ne peut ainsi s'expliquer que par l'existence d'un transport actif de Na^+ et par voie de conséquence de K^+, s'effectuant contre le gradient électrochimique. L'ATPase membranaire fait ressortir activement 3 ions Na^+ et entrer 2 ions K^+ (figure 6.2).

Les deux modalités de transports, passif électrodiffusif et actif, concourent ainsi simultanément à maintenir les gradients de concentration en Na^+ et K^+ et le potentiel de membrane négatif.
Le potentiel de repos suit alors la loi de Goldman pour les ions Na^+ et K^+ :

$$V_{repos} = V_i - V_e = -\frac{RT}{zF} \mathrm{Ln} \frac{u_{Na}[Na]_i + r u_K [K]_i}{u_{Na}[Na]_e + r u_K [K]_e}$$

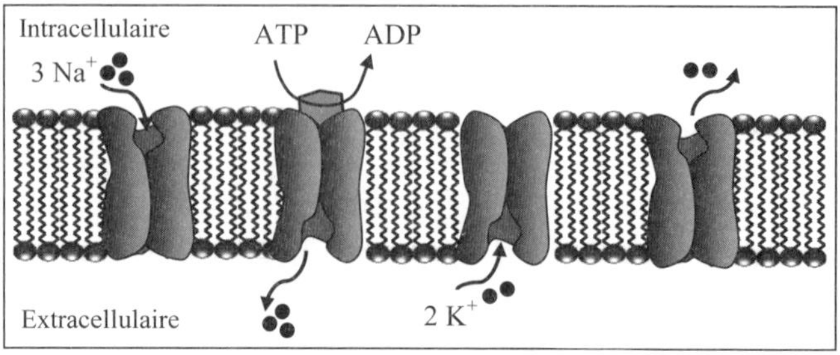

Figure 6.2 ATPase Na^+/K^+ (pompe à Na^+/K^+)

En l'absence de pompe à Cl^-, les ions Cl^- se distribuent passivement en fonction du potentiel de repos imposé par les autres ions dans des conditions identiques à celle de l'équilibre de Donnan. Une variation de concentration en Cl^- n'entraine pas de variation du potentiel de repos. Par ailleurs, sachant qu'au repos la mobilité du K^+ est bien supérieure à celle du Na^+, la relation précédente peut se simplifier :

$$V_{repos} \approx V_i - V_e = -\frac{RT}{F} Ln \frac{[K]_i}{[K]_e}$$

De ce fait, le potentiel de repos est proche du *potentiel d'équilibre* du K^+.

II. Conductivité de la membrane cellulaire au repos

1) Caractéristiques électriques de la membrane

a) Modèle électrique de la fibre nerveuse

La présence d'ions en solution et leur capacité à se déplacer confèrent à la membrane cellulaire des propriétés de conduction électrique permettant d'expliquer les réponses d'une cellule excitable (fibre nerveuse ou musculaire) à une stimulation électrique. En fait, l'ensemble des milieux constitutifs de l'organisme (milieu intracellulaire, milieu extracellulaire, membranes) sont capables de conduire le courant électrique.

Prenons l'exemple de la fibre nerveuse et plus particulièrement de son axone. Schématiquement, l'axone est constitué de 3 milieux conducteurs qui peuvent être assimilés, en première approximation, à des circuits électriques simples (figure 6.3).

Le milieu intracellulaire et le milieu extracellulaire peuvent être assimilés à des résistances en série. Pour sa part, la membrane peut être représentée par un ensemble de circuits RC. La double couche lipidique agit comme un condensateur qui peut être chargé selon les besoins du neurone. Les canaux ioniques agissent comme des résistances variables, tandis que les pompes Na^+/K^+ jouent le rôle de générateur de courant.

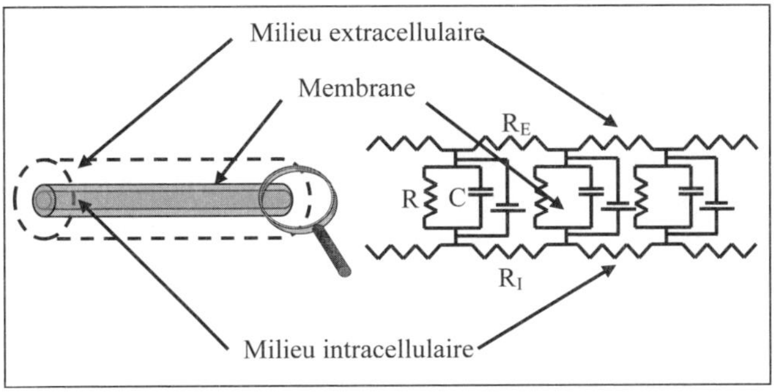

Figure 6.3 Modèle électrique simplifié de la fibre nerveuse

Au repos, les résistances et les capacités membranaires sont l'ordre de 1000 $\Omega.cm^2$ et $1\mu F.cm^{-2}$. L'ouverture des canaux ioniques lors du potentiel d'action sera associée à une diminution marquée des résistances membranaires.

b) Eléctrotonus de la fibre nerveuse

La propagation du courant électrique à travers la membrane cellulaire peut être mise en évidence en générant un courant électrique à l'aide de deux électrodes placées dans le milieu extracellulaire. Le courant circule de l'anode chargée positivement vers la cathode chargée négativement en constituant des lignes de courant dans les 3 milieux conducteurs (figure 6.4). Les courants ainsi générés sont appelés ***courants locaux***. Certains d'entre eux passent à travers la membrane de la fibre nerveuse, d'autres s'étendent aux milieux extra et intracellulaires situés au-delà des électrodes.

Le passage du courant engendre des modifications du

potentiel de membrane liées à la migration des ions. Au niveau de l'anode, les cations extracellulaires sont repoussés vers la face externe de la membrane qui devient plus positive, alors que les cations intracellulaires migrent en direction de la cathode ce qui renforce le caractère négatif de face interne de la membrane.

Le déplacement inverse des anions contribue également à renforcer le caractère positif de la face externe de la membrane et le caractère négatif de sa face interne provoquant ainsi une *hyperpolarisation*. A ce niveau les courants locaux sont dit sortants.

A l'opposé, sous la cathode les cations intracellulaires s'accumulent et les cations extracellulaires quittent la face externe de membrane pour se diriger vers la cathode. Ce mouvement associé au mouvement inverse des anions provoque une *dépolarisation* de la membrane. A ce niveau, les courants locaux sont dit entrants.

On appele *électrotonus* de la fibre nerveuse, les modifications de polarité ainsi mises en évidence.

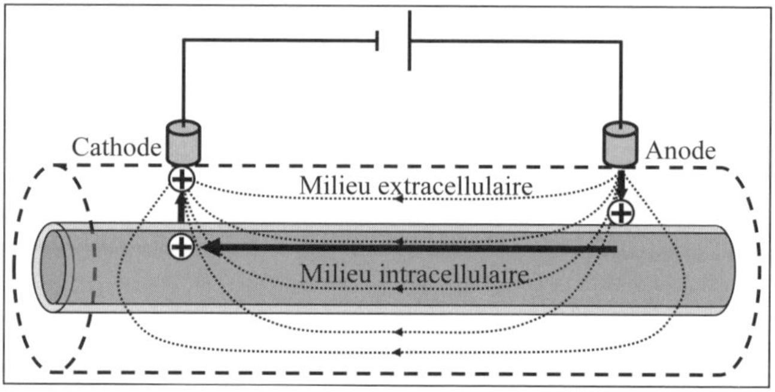

Figure 6.4 Courants locaux et déplacement des cations générés par les lignes de courant

2) Effets d'un courant électrique infraliminaire sur le potentiel membranaire

Lorsqu'un courant infraliminaire, c'est-à-dire incapable d'engendrer un potentiel d'action, est appliqué dans les conditions précédentes, la dépolarisation et l'hyperpolarisation qui en résultent ne sont pas d'emblée maximales. Celles-ci se constituent progressivement de façon exponentielle.

A l'installation du courant, les capacités membranaires se chargent progressivement, tandis qu'une faible partie du courant circule dans les branches résistives pour atteindre le milieu opposé.

Au fur et à mesure de la charge des capacités, davantage de courant circule dans les résistances jusqu'à ce que, lorsque les capacités sont totalement chargées, tout le courant passe dans les résistances. La dépolarisation et l'hyperpolarisation sont alors maximales et atteignent un plateau (figure 6.5).

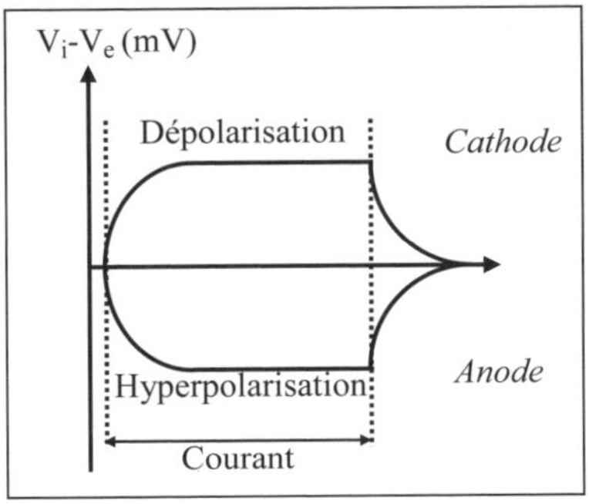

Figure 6.5 Action d'un courant infraliminaire sur le potentiel de membrane

Dans ces conditions, la variation de potentiel membranaire ΔE suit une loi exponentielle, dite loi d'Ohm des circuits RC, tel que :

$$\Delta E = RI(1 - e^{-\frac{t}{RC}})$$

le produit RC est appelé constante de temps du circuit. Il a la dimension d'un temps. Lorsque t est grand par rapport à RC :

$$e^{-\frac{t}{RC}} \text{ tend vers 0 et } \Delta E = RI$$

Ceci traduit le fait que les capacités sont totalement chargées. La valeur de ΔE est alors donnée par la loi d'Ohm classique pour une résistance et correspondant au plateau de dépolarisation ou d'hyperpolarisation. Son caractère positif sous la cathode ou négatif sous l'anode dépend du sens du courant.

Lorsque la stimulation cesse, le phénomène inverse se met en place avec décharge progressive des capacités et retour au potentiel de repos selon une loi exponentielle.

III. Le potentiel d'action

1) Définition

Le potentiel d'action correspond à l'ensemble des modifications que subit le potentiel membranaire de repos, consécutif à une excitation supraliminaire, c'est-à-dire suffisante pour engendrer un potentiel de pointe.

Elles se caractérisent en particulier par une dépolarisation avec inversion de la polarité de la membrane, telle que :

$$V_i - V_e > 0$$

2) **Description**

L'action sur le potentiel membranaire d'un courant supraliminaire induit une dépolarisation variable selon le type de cellule excitable.

a) Fibres nerveuses

Le potentiel d'action d'une fibre nerveuse comprend trois phases distinctes (figure 6.6) : le pré-potentiel, le potentiel de pointe et une phase de repolarisation avec retour progressif à la normale.

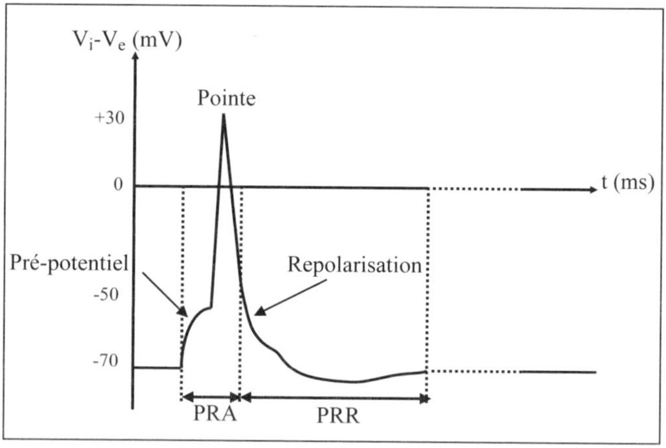

Figure 6.6 Potentiel d'action d'une fibre nerveuse (PRA : période réfractaire absolue, PRR : période réfractaire relative)

La durée du potentiel d'action est de l'ordre de 50 ms. Cette durée ainsi que l'aspect du potentiel de pointe peuvent varier selon le type de fibre.

i. **Le pré-potentiel**

Lorsqu'on applique un courant, la dépolarisation débute par une phase progressive exponentielle jusqu'à une valeur critique correspondant à une variation de potentiel d'environ 15 mV.

La variation de potentiel observée est liée aux propriétés de conduction de la membrane et en particulier de la charge des capacités membranaires. Elle suit la loi d'Ohm :

$$\Delta E = RI(1 - e^{-\frac{t}{RC}})$$

Si la valeur seuil critique est atteinte, une pointe se déclenche alors qu'un courant d'intensité trop faible, infraliminaire, qui n'atteint pas ce seuil, n'entraine pas de pointe (figure 6.7).

L'intensité la plus faible de l'échelon de courant permettant d'atteindre le seuil critique est appelée ***rhéobase***. Le temps compris entre le début de la stimulation et le potentiel de pointe est appelé *temps de latence*.

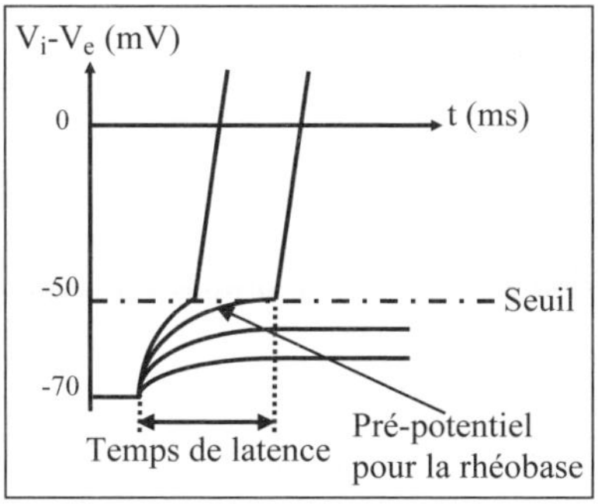

Figure 6.7 Pré-potentiel : dépolarisation en fonction de l'intensité du courant

Au dessus de la rhéobase, le seuil est atteint d'autant plus rapidement que l'intensité du courant est élevée et le temps de latence diminue lorsque l'intensité de la stimulation augmente. Cette relation peut être mise en évidence sur un *diagramme intensité-latence* de la fibre (figure 6.8).

On appelle ***chronaxie*** la durée de latence entre le début de l'application de l'échelon de courant et l'apparition du potentiel d'action pour un échelon double de la rhéobase. Cette valeur est une caractéristique de la fibre. Elle est facile à déterminer à partir du diagramme intensité-latence. La valeur de la chronaxie influence la vitesse de conduction, celle-ci étant d'autant plus rapide que la chronaxie est courte.

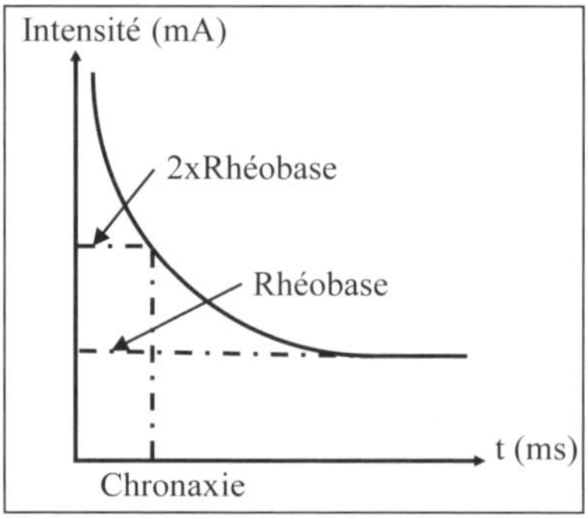

Figure 6.8 Pré-potentiel : diagramme intensité-latence

ii. **Le potentiel de pointe**.

Lorsque le seuil critique est atteint, survient le potentiel de pointe. Sa durée est très brève, de l'ordre de 0,5 à 1 ms selon le type de fibre. Il s'accompagne d'une inversion du potentiel de membrane, la face interne de la membrane devenant positive.

L'amplitude de la pointe est d'emblée maximale de l'ordre de 30 mV et indépendante du stimulus, c'est *la loi du tout ou rien*. L'énergie du potentiel de pointe est contenue potentiellement dans la fibre. Elle n'est libérée que sous l'influence du stimulus.

iii. La phase de repolarisation

Faisant suite à la pointe, la repolarisation est d'abord rapide puis lente. La phase lente peut s'accompagner d'une phase d'hyperpolarité dite supernormale suivie d'un retour à la valeur de repos du potentiel. L'aspect de la phase de repolarisation varie suivant les fibres, l'état métabolique et les conditions d'excitation.

Ces différentes phases coïncident avec des périodes d'excitabilité différentes avec tout d'abord une *période réfractaire absolue*, temps pendant lequel la cellule est totalement inexcitable.

Elle s'observe lorsque le potentiel membranaire est supérieure à -50 mV et dure environ 1 à 3 ms. Cette période limite le rythme des influx.

Elle est suivie d'une *période réfractaire relative* où la cellule est excitable avec une intensité supérieure à celle du seuil critique.

L'excitabilité redevient normale environ 50 ms après le début du potentiel d'action. Ce temps correspond au temps de récupération totale.

b) Cellules myocardiques

Le potentiel d'action d'une fibre myocardique diffère significativement de celui d'une fibre nerveuse. Sa durée totale, de l'ordre de la seconde, est conditionnée par la fréquence cardiaque. Il est caractérisé par la présence d'un plateau de repolarisation lente à l'origine d'une période réfractaire absolue de longue durée qui conditionne l'alternance obligatoire systole-diastole (figure 6.9).

Le plateau de repolarisation lente est précédé par une courte phase de dépolarisation rapide suivie d'une nouvelle phase de repolarisation rapide avec retour au potentiel de repos, associé à une période réfractaire relative.

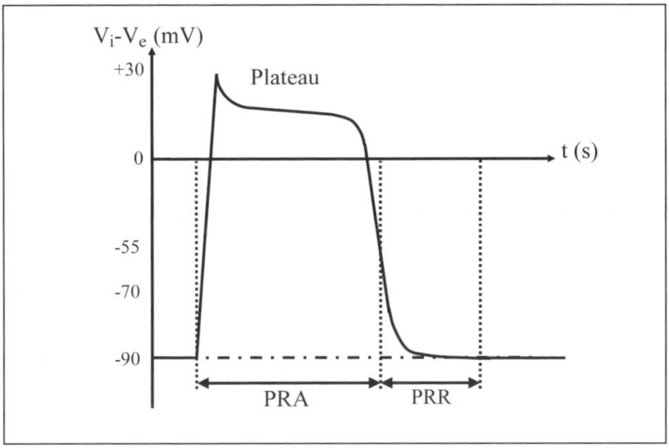

Figure 6.9 Potentiel d'action d'une cellule myocardique (PRA : période réfractaire absolue, PRR : période réfractaire relative)

L'aspect du potentiel d'action est variable selon le type de cellule avec des tracés qui diffèrent entre les cellules myocardiques et le tissu nodal.

3) Interprétation

Les variations du potentiel de membrane sont la conséquence d'une modification de la perméabilité membranaire du Na^+, du K^+, mais également du Ca^{++} pour les cellules myocardiques. Ceci s'accompagne d'une variation de la mobilité des ions liée à la présence dans la membrane de *protéines-canaux voltage dépendant* constituant des voies sélectives à travers lesquelles des ions peuvent diffuser librement.

Ces canaux peuvent être ouverts ou fermés selon leur conformation tridimensionnelle. La probabilité pour qu'un canal soit ouvert dépend directement de la valeur du potentiel membranaire.

Les canaux sodiques ont la particularité d'être de deux types, les canaux sodiques rapides qui interviennent dans la dépolarisation des fibres nerveuses et les canaux sodiques lents qui interviennent dans la dépolarisation des fibres musculaires.

a) Fibres nerveuses

La membrane des cellules nerveuses comprend des canaux sodiques rapides munis d'une porte d'activation, située à la face externe de la membrane et une porte d'inactivation, située à la face interne de la membrane.

Les canaux potassiques possèdent une seule porte interne. Pendant les différentes phases du potentiel d'action, ces portes vont tour à tour s'ouvrir et se fermer.

i. Repos

Au repos, le nombre de canaux voltage dépendant Na^+ et K^+ ouverts est très faible et les flux électrodiffusif de Na^+ et K^+ peu intense. Ils sont contrebalancés par l'action des pompes Na^+/K^+. La mobilité du K^+ étant nettement supérieure à celle du Na^+, l'application de la loi de Goldmann fournit un potentiel de repos proche du potentiel d'équilibre du K^+ :

$$V_{repos} \approx V_i - V_e = -\frac{RT}{F} \mathrm{Ln} \frac{[K]_i}{[K]_e}$$

L'action des courants locaux déclenche le pré-potentiel sans modifier la conformation des protéines canaux tant que la dépolarisation est inférieure au seuil critique (figure 6.10a).

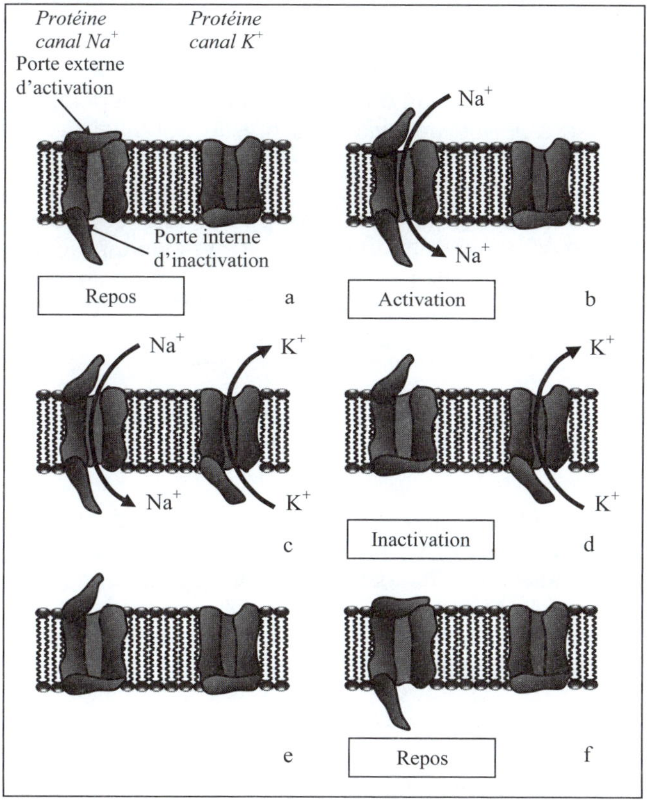

Figure 6.10 Potentiel d'action : mise en jeu des protéines canaux voltage dépendant

ii. Activation

Dés que le seuil critique est atteint, les canaux sodiques sont activés et leur porte externe, fermée au repos, s'ouvre brutalement laissant entrer massivement du Na^+ dans la cellule en fonction du gradient de concentration (figure 6.10b). Cette ouverture provoque une baisse très importante de la résistance de membrane (d'environ 1000 $\Omega.cm^2$ à 20 $\Omega.cm^2$).

La mobilité du Na^+ devient alors très nettement supérieure à celle du K^+ ce qui accélère la dépolarisation. Le potentiel membranaire s'inverse et le potentiel de pointe tend alors vers le potentiel d'équilibre du Na^+ :

$$V_{pointe} \approx V_i - V_e = -\frac{RT}{F} Ln \frac{[Na]_i}{[Na]_e}$$

Cette ouverture brutale des canaux sodiques explique la loi du tout ou rien, car la diffusion du Na^+ provoque une dépolarisation très rapide qui se stabilise très vite dès que le potentiel de pointe est atteint.

Peu de temps après l'ouverture des canaux sodiques survient l'ouverture des canaux K^+ (figure 6.10c). Pendant cette courte période où Na^+ et K^+ diffusent librement en fonction de leur gradient de concentration, le potentiel membranaire dépend du potentiel de Goldmann pour les deux cations, tel que :

$$V_i - V_e \approx -\frac{RT}{zF} Ln \frac{u_{Na}[Na]_i + u_K[K]_i}{u_{Na}[Na]_e + u_K[K]_e}$$

Ce qui se traduit par un début de repolarisation. Les canaux voltage-dépendant Na^+ et K^+ étant ouverts, l'action d'un nouvel échelon de courant est incapable de provoquer une nouvelle pointe, ce qui explique la période réfractaire absolue.

iii. **Inactivation**

La repolarisation se poursuit avec l'inactivation des canaux sodiques, c'est-à-dire la fermeture de la porte interne, la porte externe restant ouverte (figure 6.10d). Les canaux potassiques restant ouverts, la sortie par diffusion du K^+ devient de nouveau prépondérante et le potentiel membranaire tend alors vers le potentiel d'équilibre du K^+ :

$$V_i - V_e \approx -\frac{RT}{F} Ln \frac{[K]_i}{[K]_e}$$

Cette phase peut s'accompagner d'une hyperpolarisation car, aussi longtemps que les canaux potassiques restent ouverts, la mobilité du K^+ est nettement supérieure à celle de repos.

La fermeture des canaux K^+ s'accompagne ensuite d'un retour progressif au potentiel de repos (figure 6.10e). L'état de repos strict est atteint avec le retour à la conformation d'origine des canaux sodiques, c'est-à-dire avec la fermeture de la porte externe et l'ouverture de la porte interne.

Pendant toute cette phase de récupération, les pompes à Na^+/K^+ fournissent l'énergie nécessaire pour rééquilibrer les concentrations en faisant ressortir le Na^+ en excès et réintégrer du K^+ contre le gradient de concentration.

Lorsque l'équilibre des concentrations est atteint, la fibre peut à nouveau être excitée normalement (figure 6.10f).

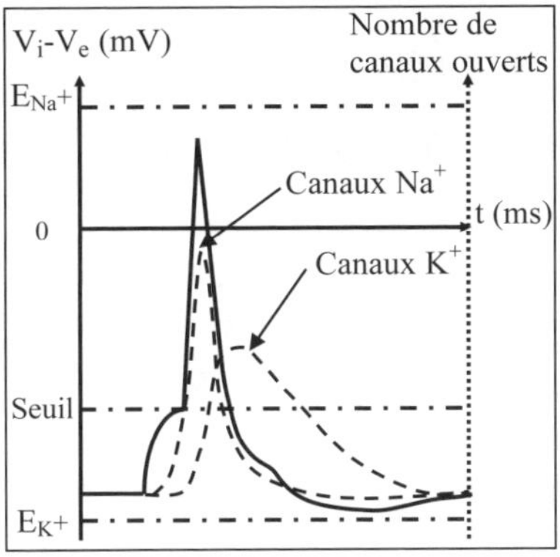

Figure 6.11 Potentiel d'action et ouverture des canaux voltage dépendant

En résumé, le potentiel d'action reflète fidèlement les variations de perméabilité de la membrane pour le Na^+ et K^+. Cette perméabilité est directement liée au nombre de canaux ouverts dans la membrane ce qui induit, sur le plan électrique, un courant entrant au niveau des canaux sodiques et un courant sortant dans les canaux potassiques.

La différence de potentiel dépendant de l'intensité de ces courants, le potentiel d'action varie entre les potentiels d'équilibre du Na^+ (E_{Na}+) et du K^+ (E_K+) (figure 6.11).

b) Cellules myocardiques

Au niveau de la cellule myocardique, les phénomènes ioniques s'accompagnent d'une ouverture des canaux calciques et sodiques lents qui restent ouverts beaucoup plus longtemps. Ceci induit un courant calcico-sodique entrant de longue durée. Dans ce cas, l'ouverture des canaux potassiques et la sortie de K^+ ne peut valablement s'opposer à la dépolarisation, d'où la persistance d'un plateau de dépolarisation. La repolarisation n'est réellement enclenchée qu'à la fermeture des canaux calciques et sodiques lents.

4) Propagation du potentiel d'action

Le potentiel d'action en se propageant le long des fibres permet la transmission de l'influx nerveux. Son mécanisme diffère suivant que la fibre est ou non recouverte d'une gaine de myéline.

a) Cas d'une fibre non myélinisée

La dépolarisation d'une portion de fibre, suite à une stimulation supraliminaire, provoque l'apparition de courants locaux. Ces courants locaux correspondent à des lignes de courant reliant les zones de potentiel positif aux zones de potentiel négatif dans les milieux intra et extracellulaire (figure 6.12). Ils vont provoquer une dépolarisation des zones adjacentes.

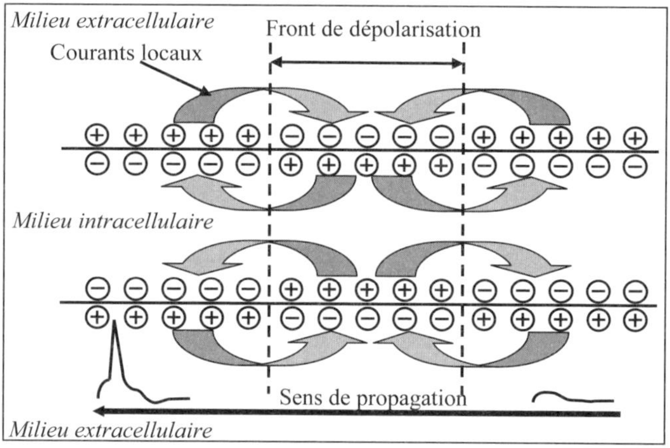

Figure 6.12 Propagation unidirectionnelle du potentiel d'action sous l'action des courants locaux : fibre non myélinisée

Au niveau des portions de fibres situées en aval du front de dépolarisation, l'intensité des courants est supérieure à la rhéobase ce qui provoque une dépolarisation avec inversion de polarité, à son tour génératrice de courants locaux. Le front de dépolarisation de déplace ainsi progressivement le long de la fibre nerveuse.

Le caractère unidirectionnel de la propagation du potentiel

d'action s'explique par le fait qu'au niveau des portions de fibres situées en amont du front, qui ont été dépolarisées peu de temps avant, la fibre se trouve en période réfractaire. Bien qu'étant présents, les courant locaux sont alors incapables d'induire une nouvelle dépolarisation ce qui bloque la propagation de l'influx. La propagation du potentiel d'action s'effectue ainsi dans un seul sens de proche en proche et de façon non anarchique.

D'après le diagramme intensité-latence, la latence d'apparition du potentiel de pointe, et par conséquent la vitesse de propagation de l'influx sont d'autant plus rapides que l'intensité des courants locaux est élevée. En vertu de la loi d'Ohm, l'intensité des courants varie avec la valeur des résistances des milieux intra et extracellulaire. Celles-ci étant variables selon le type de fibre, la vitesse de propagation de l'influx peut varier de 0,1 à moins de 10 $m.s^{-1}$.

Le diamètre de la fibre influence directement les résistances intracellulaires, lesquelles augmentent lorsque le diamètre diminue de telle sorte que les petites fibres conduisent moins vite l'influx que les grandes.

b) Cas d'une fibre myélinisée

La myéline est une substance constituée principalement de lipides (sphingomyéline) dont les couches alternent avec des couches de protéines. Présentant une résistance au courant électrique très élevée, la myéline sert à isoler et à protéger les fibres nerveuses, comme le fait le plastique autour des fils électriques.

La gaine de myéline est discontinue. Entre chaque partie myélinisée de l'axone se trouve une petite partie non recouverte de myéline conductrice, appelé *nœud de Ranvier*. Comme dans le cas d'une fibre non myélinisée, la propagation unidirectionnelle de l'influx est sous la dépendance des courants locaux. Ceux-ci ne peuvent provoquer une pointe qu'au niveau des nœuds de Ranvier (figure 6.13). Ainsi, l'influx saute d'un nœud de Ranvier à l'autre le long de la fibre, ce qui lui permet de parcourir le même trajet en un temps moindre. C'est ce que l'on nomme la ***conduction saltatoire***.

La distance entre deux Nœuds de Ranvier est optimisée afin que l'intensité des courants locaux qui agissent à leurs niveaux soit tout juste supérieur à la rhéobase. Si la distance est trop importante, sous l'action des résistances intra et extracellulaire, l'intensité devient infraliminaire.

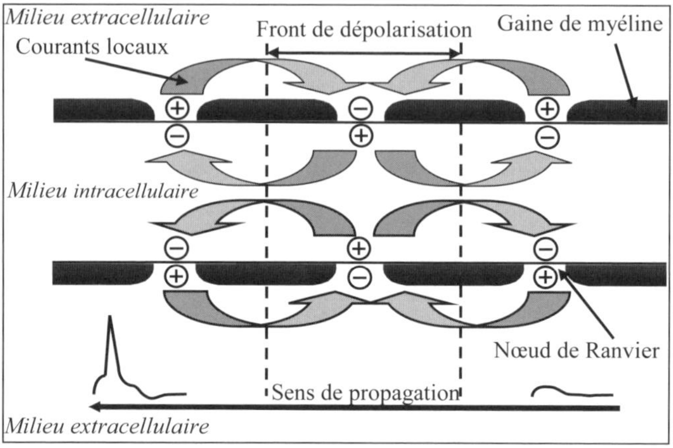

Figure 6.13 Propagation unidirectionnelle du potentiel d'action sous l'action des courants locaux : fibre myélinisée

La gaine de myéline permet d'augmenter la vitesse de propagation de l'influx nerveux le long de ces fibres nerveuses, avec des vitesses de conduction de l'ordre de 10 à 75 $m.s^{-1}$. Dans le corps humain, ce mode de conduction est utilisé là où la vitesse d'un influx doit être rapide. Les nerfs qui se dirigent vers les muscles squelettiques, par exemple, sont fait de fibres myélinisées à conduction saltatoire.

En fait, les avantages de la propagation saltatoire sont multiples. En plus du gain de vitesse, elle permet à vitesse égale un gain de matière, une petite fibre myélinisée pouvant conduire l'influx aussi vite qu'une fibre plus volumineuse non myélinisée. De plus, en limitant les transports d'ions au niveau des nœuds de Ranvier, elle induit une économie énergétique notamment lors de la mise en action des pompes à Na^+/K^+.

5) Enregistrement de la propagation du potentiel d'action

Expérimentalement, la mesure des potentiels de membrane nécessite l'utilisation de deux microélectrodes implantées dans les milieux extra et intracellulaires. Ces mesures sont particulièrement délicates et impossibles à mettre en œuvre en pratique clinique. En revanche, il est plus facile de placer les deux électrodes externes en regard des cellules excitables. Ceci ne permet pas de mesurer directement le potentiel de membrane mais fournit des informations sur la propagation de la dépolarisation.

Considérons deux électrodes A et A' reliées à un voltmètre, placées à une distance D l'une de l'autre, au contact d'une cellule excitable (figure 6.14). Soit la longueur L de fibre occupée à un instant donné par l'inversion de polarisation. Cette longueur est égale à :

$$L = c\theta$$

avec c la célérité de l'influx ($m.s^{-1}$) et θ la durée du potentiel de pointe (s). Le voltmètre enregistre la différence $V_{A'}$- V_A, soit la différence entre les potentiels externe de la cellule en deux points distants, A étant située en amont de A' par rapport au sens de propagation.

Cette différence est non nulle uniquement si la fibre est dépolarisée en un point et au repos au deuxième point. Ainsi $V_{A'}$- V_A est nulle si la fibre est au repos au niveau des deux points de mesure.

L'évolution de $V_{A'}$- V_A dans le temps, fournit un tracé caractéristique de la fibre étudiée. Le potentiel d'action ayant la même forme en tout point de la fibre, si V(t) représente le potentiel observé en A, alors le potentiel observé en A' sera identique avec un déphasage égal à D/c tel que le tracé observé correspond à :

$$V_{A'} - V_A = V(t - \frac{D}{c}) - V(t)$$

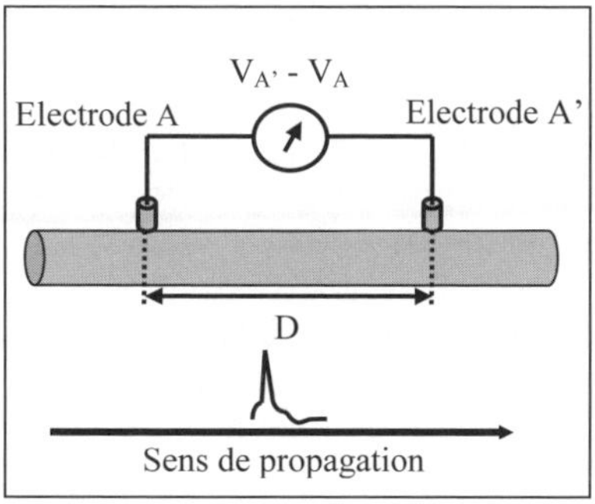

Figure 6.14 Enregistrement de la propagation du potentiel d'action par deux électrodes externes :

a) Cas de la fibre nerveuse

La forme du tracé de $V_{A'}$- V_A dépend de la distance D entre les deux électrodes (figure 6.15). Si cette distance est grande par rapport à la longueur L de fibre dépolarisée, les électrodes A et A' ne peuvent pas observer la dépolarisation en même temps, le tracé est alors constitué de deux ondes monophasiques successives de signe opposé.

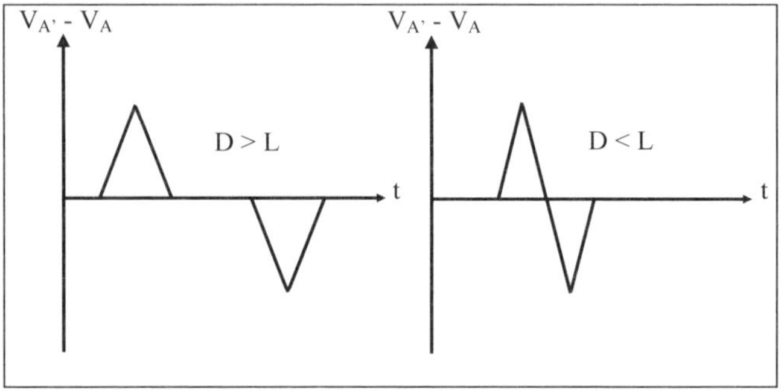

Figure 6.15 Enregistrement de la propagation du potentiel d'action par deux électrodes externes : aspect des tracés

La première est positive et correspond au moment où la première électrode A enregistre un potentiel externe négatif de dépolarisation et la seconde A' un potentiel positif de repos. La seconde est négative, les potentiels étant inversés.

Entre les deux ondes, il existe un intervalle libre correspondant au temps durant lequel la dépolarisation à quitté l'électrode A et n'a pas encore atteint A'. Cet intervalle se réduit au fur et à mesure que l'on rapproche les deux électrodes pour devenir nul si D=L.

Lorsque D devient inférieur à L, les 2 ondes se rapprochent et empiètent l'une sur l'autre pour donner une onde biphasique correspondant à la fusion des deux.

Une technique de mesure, dérivée du principe précédent est utilisée en pratique clinique pour déterminer les vitesses de conduction nerveuse motrice ou sensitive.

Un exemple de mesure des vitesses de conduction nerveuse sensitive consiste à stimuler la peau entre deux électrodes circulaires placées autour des doigts et à recueillir les réponses distale et proximale sur le nerf correspondant à la zone cutanée stimulée. La différence du temps de latence entre les deux réponses correspond au temps de conduction sur le tronc nerveux entre les deux points de stimulation. Un ralentissement de la conduction peut ainsi témoigner d'un processus de démyélinisation, par exemple lié à une polynévrite ou un syndrome de Guillain-Barré.

b) Cas des cellules myocardiques

Les cellules myocardiques ont la particularité de présenter une inversion de potentiel extrêmement longue de l'ordre de plusieurs centaines de milliseconde, du fait de l'ouverture prolongée des canaux calcico-sodiques lents. La longueur de fibre dépolarisée devient très grande.

Un simple calcul montre que cette longueur est même largement supérieure à celle de la fibre elle même. La distance D entre les deux électrodes est alors très petite par rapport à L et le déphasage D/c extrêmement court, de telle sorte qu'il puisse être assimilé à un intervalle dt. Dans ces conditions :

$$V_{A'} - V_A = V(t - dt) - V(t)$$

La différence de potentiel mesurée correspond alors à la dérivée de V(t). Elle est le reflet de la dérivée des variations du potentiel membranaire.

Ce type d'enregistrement peut être réalisé au niveau du faisceau de His, faisceau de cellules myocardique spécialisées dans la conduction électrique qui transmet l'influx des oreillettes vers les ventricules (figure 6.16).

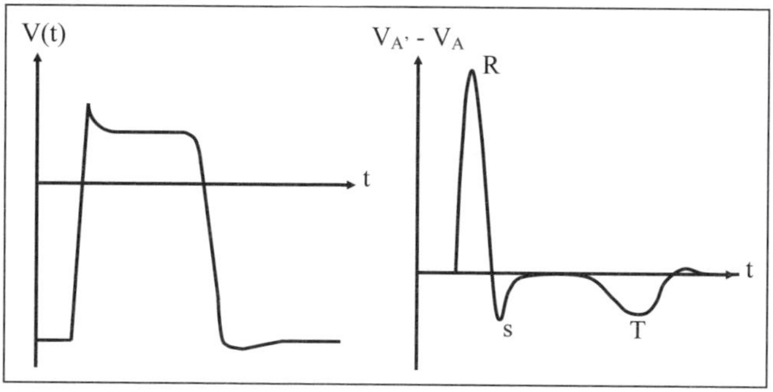

Figure 6.16 Enregistrement de l'activité électrique du faisceau de His

Le tracé est constitué d'ondes associées aux variations brutales du potentiel d'action et plus particulièrement les ondes R et s, qui constituent le complexe Rs, pour les phases de dépolarisation et de repolarisation initiale rapide et l'onde T pour la phase de repolarisation rapide terminale. A l'opposé, le Segment sT est isoélectrique et correspond au plateau de dépolarisation (dérivée nulle).

En pratique, un tel enregistrement nécessite d'implanter les électrodes par introduction d'une sonde dans la cavité cardiaque droite, au niveau de la valve tricuspide. Un tel enregistrement est invasif et ne peut donc pas être proposé de manière systématique. Il est réservé à l'exploration des troubles grave de la conduction auriculo-ventriculaire qui peuvent être mis en évidence par la mesure du paramètre HV, délai entre la dépolarisation du faisceau de His et celle des Ventricules.

En routine clinique, l'enregistrement de l'activité électrique des cellules myocardiques est réalisé par électrocardiographie en plaçant les électrodes à distance sur la peau. Les tracés correspondants doivent, pour pouvoir être interprétés tenir compte également des propriétés de conductivité du courant électrique par les tissus situés entre les cellules myocardique et la peau. Ce chapitre est traité dans le cadre du cours consacré à l'électrocinétique, l'électrophysiologie et l'ECG.

QCM

Transports membranaires

QCM Transports membranaires

Constantes physiques :

1 mm Hg=133,4 Pa	R=8,31 $J.mol^{-1}.K^{-1}$
1 Faraday=96500 C	k=1,38.10^{-23} $J.K^{-1}$
$N = 6{,}023.10^{23}$	g=9,8 $m.s^{-2}$

Volume occupé par une mole d'eau : 18,1 cm^3

1. Thermodynamique

A. L'énergie thermique dépend du nombre de molécules du système et de la température de celui-ci
B. La variation de l'énergie interne d'un système est égale à la somme algébrique de l'énergie thermique et du travail échangés avec l'extérieur
C. En l'absence d'apport externe d'énergie, l'évolution spontanée d'un système vivant se traduit, jusqu'à l'état d'équilibre, par une variation négative de l'enthalpie libre
D. L'entropie d'un état désordonné est supérieure à celle d'un état ordonné
E. L'entropie s'exprime en J.mole-1

2. Modèle biophysique de la membrane cellulaire

A. Seule la double couche lipidique est le siège de transport de type passif
B. La partie centrale de la bicouche lipidique est hydrophobe
C. La bicouche lipidique est une structure fluide qui permet le passage de molécules d'eau
D. Les pores transmembranaires sont des protéines spécifiques
E. Les protéines canaux sont le siège de transports actifs

QCM 3 et 4 : Pour dialyser un patient, on interpose, entre le sang du malade et le liquide de dialyse, une membrane dialysante artificielle d'épaisseur 10 µm et de coefficient de perméabilité diffusif membranaire pour l'urée 1,5 10^{-6} $m.s^{-1}$. Les pores constituent un tiers de la surface totale de la membrane. En début de séance, l'urémie (urée sanguine) initiale du patient est de 3 g/L, le débit d'urée de 6 $mg.s^{-1}$ et la concentration initiale en urée dans le liquide de dialyse nulle.

3. La constante de diffusion de l'urée pour cette membrane est de :

A. 1,5 10^{-9} $m^2.s^{-1}$
B. 1,5 10^{-6} $m.s^{-1}$
C. 1,5 10^{-11} $m^2.s^{-1}$
D. 1,5 10^{-11} s^{-1}
E. 1,5 10^{-6} $m^2.s^{-1}$

4. La surface de membrane nécessaire pour assurer le débit initial d'urée est de :

A. 1,5 m^2
B. 3 m^2
C. 4 m^2
D. 6 m^2
E. 15 m^2

5. La diffusion :

A. La diffusion du soluté est favorisée par l'augmentation de température
B. La diffusion du soluté est indépendante de la taille des pores de la membrane de diffusion
C. Le solvant n'intervient pas dans la diffusion du soluté
D. La diffusion permet de tendre vers un état thermodynamique de désordre maximum
E. La diffusion est indépendante du gradient de potentiel chimique

QCM 6 à 9 : Deux compartiments de même volume de liquide placés à 27°C, sont séparés par une membrane poreuse indéformable d'épaisseur 20 nm et de surface totale de pores 100 cm^2. Le compartiment 1 renferme une solution aqueuse de glucose d'osmolarité 3 $mmol.L^{-1}$ et le compartiment 2 une solution aqueuse d'albumine d'osmolarité 0,5 $mmol.L^{-1}$. Dans chacun des compartiments est plongé un tube de volume négligeable. Les masses molaires du glucose et de l'albumine sont respectivement de 180 $g.mol^{-1}$ et 72000 $g.mol^{-1}$.

6. Si le point de coupure de la membrane est de 500 $g.mol^{-1}$:

A. La membrane n'est perméable qu'au solvant
B. Le glucose peut diffuser librement à travers la membrane
C. L'albumine peut diffuser librement à travers la membrane
D. La transmittance du glucose est nulle
E. La transmittance de l'albumine est nulle

7. En déduire le coefficient de diffusion du glucose pour la valeur précédente du point de coupure, sachant que le débit initial de glucose vaut 15 $mmol.s^{-1}$ et que l'entraînement convectif du glucose est négligeable :

A. $1,5.10^{-8}$ $m^2.s^{-1}$
B. 10^{-8} $m^2.s^{-1}$
C. 15.10^{-8} $m^2.s^{-1}$
D. 10^{-7} $m^2.s^{-1}$
E. $1,5.10^{-7}$ $m^2.s^{-1}$

8. Quelle est à l'équilibre, la différence de pression entre les 2 compartiments :

A. 1,2 mm Hg
B. 9,3 mm Hg
C. 46,7mm Hg
D. 56,1 mm Hg
E. 93 mm Hg

9. Lorsque le point de coupure de la membrane est nettement supérieur à la masse molaire de l'albumine (transmittance égale à 1), la valeur du coefficient de frottement qui s'oppose à la diffusion de l'albumine (Coefficient de perméabilité diffusif de l'albumine : $7,4.10^{-2}$ $cm.s^{-1}$) est de :

A. $2,8.10^{-10}$ $J.s.m^{-2}$
B. 2.10^{-11} $J.s.m^{-2}$
C. $8,6.10^{-15}$ $J.s.m^{-2}$
D. $5,7.10^{-18}$ $J.s.m^{-2}$
E. 2.10^{-14} $J.s.m^{-2}$

QCM 10 à 12 : Des molécules de glucose diffusent de manière passive à travers une membrane inerte d'épaisseur 20 µm. Les concentrations en glucose sont respectivement de 10 $mmol.L^{-1}$ et 1,2 $mmol.L^{-1}$. Le coefficient de perméabilité diffusif du glucose à travers cette membrane est de 0,45 $m.s^{-1}$ et la température de 25°C.

10. Le coefficient de diffusion est égal à :

A. 9.10^{-6} $m^2.s^{-1}$
B. $4,5.10^{-5}$ $m^2.s^{-1}$
C. 10^{-4} $m^2.s^{-1}$
D. $1,4.10^{-4}$ $m^2.s^{-1}$
E. 9.10^{-3} $m^2.s^{-1}$

11. Le flux initial de glucose est égal à :

A. 0,26 $mol.m^{-2}.s^{-1}$
B. 0,4 $mol.m^{-2}.s^{-1}$
C. 0,56 $mol.m^{-2}.s^{-1}$
D. 3,96 $mol.m^{-2}.s^{-1}$
E. 7,3 $mol.m^{-2}.s^{-1}$

12. Le coefficient de frottement qui s'oppose à la diffusion du glucose est égal à :

A. $4{,}6.10^{-16}$ UI
B. $5{,}3.10^{-15}$ UI
C. $3{,}7\ 10^{-15}$ UI
D. $2{,}3.10^{-14}$ UI
E. $2\ 10^{-13}$ UI

13. Diffusion passive

A. Le flux de diffusion est défini comme le nombre de moles qui se déplacent par unité de temps et par unité de surface
B. La diffusion simple de soluté est favorisée par l'augmentation de la température et des frottements liés aux molécules de solvant
C. Dans la diffusion simple, les molécules de solvant diffusent aussi selon la loi de Fick
D. Le flux de diffusion d'un soluté en solution à travers une membrane non sélective est directement proportionnel à l'épaisseur de la membrane
E. Le flux de diffusion est nul à l'équilibre

QCM 14 à 16 : Des molécules de glucose diffusent de manière passive à travers une membrane biologique d'épaisseur 25 nm et de surface 2000 cm^2, séparant le milieu extracellulaire de concentration en glucose: 12 $mmol.L^{-1}$, du milieu intracellulaire de concentration en glucose : 0.8 $mmol.L^{-1}$. Le coefficient de diffusion du glucose pour cette membrane à 37°C est de 5.10^{-9} $m^2.s^{-1}$.
Les pores forment 20% de la surface. La masse molaire du glucose est de 180 $g.mol^{-1}$.

14. La perméabilité membranaire pour le glucose est égal à :

A. 0,2 $m.s^{-1}$
B. 1,5 $m.s^{-1}$
C. 5 $m.s^{-1}$
D. 20 $m.s^{-1}$
E. 25 $m.s^{-1}$

15. Le flux initial de glucose est de l'ordre de :

A. 4,48 $mol.s^{-1}$
B. 16,1 $g.s^{-1}$
C. 0,90 $mol.s^{-1}$
D. 644 $g.s^{-1}$
E. 31 $g.s^{-1}$

16. Quelle sera à l'équilibre, la différence de pression entre les 2 milieux s'il existe dans le milieu extracellulaire de l'albumine non diffusible de concentration 2 $mmol.L^{-1}$:

A. 4,61 mm Hg
B. 38,6 mm Hg
C. 44,2 mm Hg
D. 82 mm Hg
E. 178 mm Hg

QCM 17 à 19 : Des molécules d'urée diffusent de manière passive à travers une membrane artificielle d'épaisseur 25 µm et de surface 2000 cm^2, séparant le milieu externe de concentration en urée : 10 $mmol.L^{-1}$, du milieu interne de concentration en urée : 1,2 $mmol.L^{-1}$. Le coefficient de diffusion de l'urée, à 37°C, pour cette membrane est de 6.10^{-9} m^2 s^{-1}. Les pores forment 25% de la surface. La masse molaire de l'urée est de 60 $g.mole^{-1}$.

17. A 37°C, la perméabilité membranaire pour l'urée est égal à :

A. 2,4 10^{-4} $m.s^{-1}$
B. 1,5 10^{-2} $m.s^{-1}$
C. 2,4 10^{-2} $m.s^{-1}$
D. 1,5 10^{-1} $m.s^{-1}$
E. 2,5 $m.s^{-1}$

18. Le débit initial d'urée est égal à :

A. 4,22 $mol.s^{-1}$
B. 7,6 10^{-2} $g.s^{-1}$
C. 1,1 10^{-2} $mol.s^{-1}$
D. 6,3 10^{-3} $g.s^{-1}$
E. 1,1 10^{-3} $mol.s^{-1}$

19. Quelle sera à l'équilibre, la différence de pression entre les 2 milieux si il existe dans le milieu externe de l'albumine non diffusible de concentration 3 $mmol.L^{-1}$:

A. 15,5 mm Hg
B. 22,4 mm Hg
C. 44,2 mm Hg
D. 57,9 mm Hg
E. 77,3 mm Hg

20. Une membrane d'épaisseur 30 nm, de surface de diffusion 500 cm^2 sépare deux solutions de glucose. La concentration initiale en glucose d'un coté (noté 1) de la membrane est de 125 $mmol.L^{-1}$. Le coefficient de diffusion du glucose pour cette membrane est de 8.10^{-9} $m^2.s^{-1}$. Pour observer un débit initial de 1,5 $mole.s^{-1}$, la concentration initiale en glucose de l'autre coté (noté 2) de la membrane est égal à :

A. 75 $mmol.L^{-1}$, le flux de glucose allant de 2 vers 1
B. 125 $mmol.L^{-1}$, le flux de glucose allant de 2 vers 1
C. 12,5 $mmol.L^{-1}$, le flux de glucose allant de 1 vers 2
D. 237,5 $mmol.L^{-1}$, le flux de glucose allant de 1 vers 2
E. 237,5 $mmol.L^{-1}$, le flux de glucose allant de 2 vers 1

21. La Diffusion

A. Le coefficient de diffusion augmente avec la masse molaire du soluté
B. Le coefficient de frottement est indépendant du soluté
C. La mobilité mécanique du soluté dépend du nombre de moles de ce soluté.
D. Le coefficient de frottement représente la force qui s'exerce sur la mole diffusante divisée par la vitesse de diffusion, elle s'exprime donc en $kg.s^{-1}$
E. Au cours d'un transport passif par diffusion, la force qui agit sur la molécule transportée est externe à la molécule

QCM 22 et 23 : Deux compartiments identiques sont séparés par une membrane perméable aux ions et imperméable aux protéines. On met dans le compartiment 1, une solution de $NaHCO_3$ de concentration 20 $mmol.L^{-1}$ et dans le compartiment 2 une solution de protéinate de sodium de concentration $mmol.L^{-1}$. La valence de l'ion protéinate est -8 et celui-ci se dissocie totalement.

22. A l'équilibre :

A. La concentration en Na^+ dans le compartiment 1 est égale à 11,67 $mmol.L^{-1}$

B. La concentration en HCO_3^- dans le compartiment 1 est égale à 8,33 $mmol.L^{-1}$

C. La concentration en Na^+ dans le compartiment 2 est égale à 16,33 $mmol.L^{-1}$

D. La concentration en HCO_3^- dans le compartiment 2 est égale à 11,67 $mmol.L^{-1}$

E. Les concentrations en HCO_3^- et Na^+ dans le compartiment 2 sont toutes deux égales à 11,67 $mmol.L^{-1}$

23. A l'équilibre et à 37°C, la différence de potentiel (V_1-V_2) de part et d'autre de la membrane est égale à :

A. 0,9 mV

B. 89,6 mV

C. -89.6 mV

D. -0,9 mV

E. 9 mV

24. Mobilité des ions en solution

A. La mobilité électrique d'un ion en solution s'exprime en volt par seconde

B. La mobilité électrique d'un ion en solution est indépendante de son coefficient de frottement

C. La mobilité électrique d'un ion en solution dépend de sa charge et de son degré d'hydratation

D. La mobilité électrique d'un ion en solution est en relation avec sa mobilité mécanique

E. La mobilité électrique d'un ion en solution dépend de la température de la solution

QCM 25 à 27 : Soit 2 compartiments de même volume séparés par une membrane artificielle dialysante inerte. Dans le compartiment 1, on place des électrolytes en solution aqueuse et une macromolécule protéique chargée de valence 14. Dans le compartiment 2, on place des électrolytes en solution aqueuse sans macromolécule. La température des solutions est de 20°C. A l'équilibre on observe les concentrations suivantes ($mmol.L^{-1}$) :

	protéine	Na^+	Cl^-	K^+	$N0_3^-$
Compartiment 1	-	162	-	-	-
Compartiment 2		144	90	40	94

25. Concentrations dans le compartiment 1

A. Concentration en Cl^- : 88 mmol.L^{-1} et concentration en K^+ : 40 mmol.L^{-1}

B. Concentration en Cl^- : 80 mmol.L^{-1} et concentration en K^+ : 45 mmol.L^{-1}

C. Concentration en Cl^- : 88 mmol.L^{-1} et concentration en $N0_3^-$: 102 mmol.L^{-1}

D. Concentration en en K^+ : 45 mmol.L^{-1} et concentration en $N0_3^-$: 83,6 mmol.L^{-1}

E. Concentration en en K^+ : 40 mmol.L^{-1} et concentration en $N0_3^-$: 102 mmol.L^{-1}

26. La concentration dans le compartiment 1 de la macromolécule protéique est égal à :

A. 3,1 mmol.L^{-1}

B. 12,2 mmol.L^{-1}

C. 29 mmol.L^{-1}

D. 43,4 mmol.L^{-1}

E. 58 mmol.L^{-1}

27. La différence de potentiel de part et d'autre de la membrane (V_1-V_2) est égal à :

A. 21 mV

B. 30 mV

C. 59 mV

D. -3 mV

E. -29 mV

QCM 28 à 31 : Soit 2 compartiments de même volume séparés par une membrane artificielle dialysante inerte. Dans le compartiment 1, on place des électrolytes en solution aqueuse et une macromolécule protéique chargée. Dans le compartiment 2, on place des électrolytes en solution aqueuse sans macromolécule. La température des solutions est de 20°C. A l'équilibre on observe les concentrations suivantes (mmol.L^{-1}) :

	protéine	Na^+	Cl^-	K^+	$N0_3^-$
Compartiment 1	2	154	-	-	-
Compartiment 2		140	80	30	90

28. Concentrations dans le compartiment 1 :

A. Concentration en Cl^- : 72,7 $mmol.L^{-1}$ et concentration en K^+ : 33 $mmol.L^{-1}$

B. Concentration en Cl^- : 72,7 $mmol.L^{-1}$ et concentration en K^+ : 27,3 $mmol.L^{-1}$

C. Concentration en Cl^- : 88 $mmol.L^{-1}$ et concentration en $N0_3^-$: 81,8 $mmol.L^{-1}$

D. Concentration en en K^+ : 27,3 $mmol.L^{-1}$ et concentration en $N0_3^-$: 110 $mmol.L^{-1}$

E. Concentration en en K^+ : 33 $mmol.L^{-1}$ et concentration en $N0_3^-$: 81,8 $mmol.L^{-1}$

29. Charges élémentaires portées par chaque macromolécule protéique :

A. Chaque macromolécule protéique porte une charge positive

B. Chaque macromolécule protéique porte une charge négative

C. La valeur absolue de la charge est comprise entre 23 et 24

D. La valeur absolue de la charge est comprise entre 11 et 12

E. La valeur absolue de la charge est comprise entre 16 et 17

30. Différence de potentiel de part et d'autre de la membrane (V_1-V_2) :

A. La différence de potentiel de part et d'autre de la membrane est de 20,4 mV

B. La différence de potentiel de part et d'autre de la membrane est de 24 mV

C. La différence de potentiel de part et d'autre de la membrane est de -2,4 mV

D. La différence de potentiel de part et d'autre de la membrane est de –24,4 mV

E. La différence de potentiel de part et d'autre de la membrane est de -24 mV

31. En l'absence de macromolécule dans le compartiment 1 :

A. Il persiste un potentiel transmembranaire permanent

B. Le potentiel transmembranaire s'annule

C. Le transport des ions dépend de la loi de Donnan

D. Le transport des ions dépend des lois de l'électro-diffusion

E. Les concentrations de part et d'autre de la membrane dépendent des pompes Na^+/ K^+

QCM 32 à 34 : Au cours de sa repolarisation la membrane cellulaire d'un neurone présente, à un instant donné, un rapport des mobilités U_K/U_{Na} égale à 1,5. La température est de 37°C. Les concentrations ($mmol.L^{-1}$) ioniques sont les suivantes :

	Na^+	Cl^-	K^+
Extracellulaire	145	108	5
Intracellulaire	9	-	136

32. Le potentiel transmembranaire V_I-V_E est égal à :
A. +9 mV
B. +19 mV
C. -9 mV
D. -19 mV
E. -29 mV

33. A cet instant, la concentration en chlore est égal à :
A. 54 $mmol.L^{-1}$
B. 63 $mmol.L^{-1}$
C. 71 $mmol.L^{-1}$
D. 77 $mmol.L^{-1}$
E. 84 $mmol.L^{-1}$

34. Au repos, le rapport des mobilités U_K/U_{Na} est égal à 45 et les concentrations sont les suivantes :

	Na^+	Cl^-	K^+
Extracellulaire	145	108	5
Intracellulaire	12	60	142

Le potentiel transmembranaire V_I-V_e est alors de :
A. -80 mV
B. -76 mV
C. -70 mV
D. -64 mV
E. -51 mV

QCM 35 et 36 : Une membrane biologique sans ATPase Na^+/K^+ et perméable aux ions est interposée entre 2 compartiments de même volume de liquide constitués chacun par une solution de chlorure de sodium et de chlorure de potassium de concentrations différentes. Le rapport des mobilités des cations est U_K/U_{Na} = 35. Les concentrations ($mmol.L^{-1}$) ioniques initiales sont les suivantes :

	Na^+	K^+
Compartiment 1	13	145
Compartiment 2	135	23

Température : 37°C

35. La différence de potentiel (V_1-V_2) de part et d'autre de la membrane est, dans les conditions initiales, de :

A. 0 mV
B. -26 mV
C. -46 mV
D. -82 mV
E. -102 mV

36. La différence de potentiel (V_1-V_2) de part et d'autre de la membrane est, à l'équilibre, de :

A. 0 mV
B. -26 mV
C. -46 mV
D. -82 mV
E. -102 mV

QCM 37 à 39 : A 37°C, une membrane totalement perméable aux ions sépare 2 compartiments liquidiens de même volume. Dans les conditions initiales, les concentrations des principaux ions en $mmol.L^{-1}$ sont les suivantes :

	Na^+	K^+	Cl^-	Autre cations	Autres anions
Compartiment 1	8	152	-	-	-
Compartiment 2	148	4	128	10	34

Le rapport des mobilités des cations est U_K/U_{Na} = 48

37. Si cette membrane est inerte, c'est à dire qu'elle ne possède pas d'ATPase Na^+/K^+ et que de plus, la solution ne contienne pas de macromolécule :

A. Il apparaît de part et d'autre de la membrane une différence de potentiel dont l'expression dépend de la loi de Goldman
B. Les concentrations de chacun des cations de part et d'autre de la membrane restent inchangées dans le temps
C. La concentration en chlore dans le compartiment 1 suit la loi de l'équilibre de Donnan
D. La différence de potentiel de part et d'autre de la membrane reste constante dans le temps
E. Les concentrations de chacun des cations s'égalisent de part et d'autre de la membrane

38. Si cette membrane est une membrane cellulaire et qu'elle possède une ATPase Na^+/K^+, la différence de potentiel (V_1-V_2) de part et d'autre de la membrane à l'équilibre est égal à :

A. -80 mV
B. -86 mV
C. -90 m
D. -97 mV
E. -102 mV

39. Dans ce dernier cas, la concentration en chlore dans le compartiment 1 est égal à :

A. 3,5 $mmol.L^{-1}$
B. 4,2 $mmol.L^{-1}$
C. 4,7 $mmol.L^{-1}$
D. 5,1 $mmol.L^{-1}$
E. 6,5 $mmol.L^{-1}$

QCM 40 à 43 : Deux compartiments identiques 1 et 2 sont séparés par une membrane de dialyse. A l'équilibre et à 37°C, le compartiment 1 contient une solution aqueuse diluée de $CaCl_2$ à 25 mmol/l qui se dissocie totalement, et le compartiment 2 une solution aqueuse diluée de $CaCl_2$ et de protéine de valence $|z|=10$, les 2 totalement dissociés.
On observe un potentiel de membrane V_1-V_2 = 0,015 V.

40. La concentration en Cl^- dans le compartiment 2 est égal à :

A. 25 $mmol.L^{-1}$
B. 50 $mmol.L^{-1}$
C. 28,5 $mmol.L^{-1}$
D. 76,9 $mmol.L^{-1}$
E. 84,5 $mmol.L^{-1}$

41. La concentration en Ca^{2+} dans le compartiment 2 est égal à :

A. 25 $mmol.L^{-1}$
B. 50 $mmol.L^{-1}$
C. 28,5 $mmol.L^{-1}$
D. 76,9 $mmol.L^{-1}$
E. 84,5 $mmol.L^{-1}$

42. La protéine

A. La protéine retient les ions de signe opposé dans le compartiment 2
B. La protéine est chargée négativement
C. La concentration en protéine est de 125,3 $mmol.L^{-1}$
D. La concentration en protéine est de 12,5 $mmol.L^{-1}$
E. La concentration en protéine est de 4,8 $mmol.L^{-1}$

43. Si on remplace la $CaCl_2$ par du KCl à même concentration, la concentration en K+ dans le compartiment 2 est de :

A. 14,3 $mmol.L^{-1}$
B. 27,6 $mmol.L^{-1}$
C. 43,8 $mmol.L^{-1}$
D. 58,5 $mmol.L^{-1}$
E. 76,9 $mmol.L^{-1}$

QCM 44 et 45 : Un récipient est partagé en deux compartiments A et B égaux, par une membrane de dialyse à 27°C. A l'équilibre, les concentrations en $mmol.L^{-1}$ sont les suivantes :

	Macro ions R^{10-}	Cl^-	Na^+
Solution A	4,5	80	-
Solution B	0	-	-

44. La concentration en Na^+ dans la solution B est égale à :

A. 45 $mmol.L^{-1}$
B. 80 $mmol.L^{-1}$
C. 100 $mmol.L^{-1}$
D. 125 $mmol.L^{-1}$
E. 140 $mmol.L^{-1}$

45. La différence de potentiel de part et d'autre de la membrane est égal à :

A. 4,5 mV
B. 5,8 mV
C. 9,4 mV
D. 12 mV
E. 15,8 mV

46. La migration électrique

A. La mobilité électrique d'un ion en solution dépend de deux forces antagonistes : le potentiel chimique et le frottement
B. La mobilité électrique d'un ion est indépendante de sa mobilité mécanique
C. La mobilité électrique d'un ion dépend de sa valence
D. La relation de Goldman traduit l'équilibre entre les forces électriques et les forces diffusives des ions
E. Pour une membrane inerte, le potentiel de Goldman est un potentiel transitoire

QCM 47 et 48 : A 37 °C, les différences de pressions hydrostatiques entre les compartiments sanguins et interstitiels mesurées au niveau d'un capillaire sanguin sont les suivantes :

Extrémité artérielle : 38 mm Hg
Extrémité veineuse : 9 mm Hg

La différence d'osmolarité entre le milieu interstitiel et la lumière capillaire est de 0,75 $mmol.L^{-1}$.

47. La pression oncotique des protéines est égale à :

A. 4,5 mm Hg
B. 31 mm Hg
C. 20,5 mm Hg
D. 14,5 mm Hg
E. 17 mmHg

48. En tenant compte des constatations expérimentales précédentes, il est possible d'estimer :

A. qu'il existe un déséquilibre des flux aboutissant à une sortie préférentielle d'eau vers le secteur interstitiel.
B. qu'il existe un déséquilibre des flux aboutissant à une entrée préférentielle d'eau dans le capillaire.
C. que les flux entrant et sortant d'eau sont équilibrés.
D. que sur le plan clinique la situation se traduira par un état de déshydratation.
E. que sur sur plan clinique la situation se traduira par un état d'oedeme.

QCM 49 à 51 : Un globule rouge d'osmolarité interne 310 $mmol.L^{-1}$ est placé dans une solution à 4 $g.l^{-1}$ de chlorure de sodium ($M=58.5\ g.mol^{-1}$). La température de la solution est de 22°C.

49. Avant l'immersion du globule rouge, l'osmolarité de la solution est égal à :

A. 68 $mmol.L^{-1}$
B. 137 $mmol.L^{-1}$
C. 234 $mmol.L^{-1}$
D. 242 $mmol.L^{-1}$
E. 310 $mmol.L^{-1}$

50. Après immersion du globule rouge, la pression osmotique qui déforme la membrane est égal à :

A. 32 kPa
B. 324 kPa
C. 593 kPa
D. 424 kPa
E. 760 kPa

51. Après immersion du globule rouge dans la solution

A. La taille du globule rouge diminue
B. La taille du globule rouge augmente
C. La pression osmotique agit uniquement sur la membrane
D. Il existe un flux de diffusion d'eau vers l'intérieur du globule rouge
E. La tonicité intra globulaire diminue

QCM 52 et 53 : A 37 °C, la différence de pression hydrostatique de part et d'autre de la membrane glomérulaire vaut 6,8 kPa. La différence d'osmolarité entre la lumière capillaire et l'urine primitive est de 1,5 $mmol.L^{-1}$. Le coefficient de filtration glomérulaire de l'eau est de 30 $cm.s^{-1}$ et la surface d'échange de la membrane glomérulaire 0,3 m^2.

52. La pression oncotique des protéines est égale à :

A. 9 kPa
B. 29 kPa
C. 38,6 kPa
D. 29 mm Hg
E. 67,5 mm Hg

53. Le débit de filtration glomérulaire est égal à :

A. 12 $ml.mn^{-1}$
B. 37 $ml.mn^{-1}$
C. 95 $ml.mn^{-1}$
D. 111 $ml.mn^{-1}$
E. 370 $ml.mn^{-1}$

54. La convection

A. La différence de pression osmotique entre la lumière capillaire et l'interstitium est essentiellement liée à la différence de concentration des petits ions de part et d'autre de la paroi capillaire
B. Au niveau de la paroi d'un capillaire, la différence d'osmolarité provoque un flux convectif entrant d'eau
C. Une baisse de la protéinémie peut favoriser l'apparition d'un œdème
D. Pour pouvoir franchir la barrière hémato-encéphalique, un traceur radioactif doit être hydrosoluble
E. Une membrane idéalement semi-perméable pour un soluté est caractérisée par une transmitance nulle pour ce soluté

55. Un globule rouge est placé dans une solution de NaCl 0,05M à 20°C, ce qui provoque une sphérocytose de rayon 6 µm et abaisse son osmolarité interne à 225 $mmol.L^{-1}$. Dans ces conditions, la tension superficielle de la membrane du globule rouge est de l'ordre de :

A. 0,91 $N.m^{-1}$
B. 1,35 $N.m^{-1}$
C. 1,83 $N.m^{-1}$
D. 3,15 $N.m^{-1}$
E. 5,12 $N.m^{-1}$

QCM 56 et 57 : Un récipient est séparé en 2 compartiments par une membrane ne laissant passer que l'eau. Dans le premier compartiment A, on place 0,1 g d'un soluté dans 1 L d'eau (solution diluée) et dans le second compartiment B 1 L d'eau pure. Un tube capillaire surmonte chacun des compartiments et la température est maintenue à 37 °C.

56. Si le soluté est du glucose (M=180 $g.mol^{-1}$), la pression osmotique de la solution est égale à :

A. 0,011 mm Hg
B. 1,43 mm Hg
C. 10,7 mm Hg
D. 1,43 kPa
E. 10,7 kPa

57. Si on remplace le glucose par le même nombre de moles de KCl, à l'équilibre la différence de hauteur de liquide entre les capillaires sera égal à :

A. 7,3 cm
B. 10,7 cm
C. 12,3 cm
D. 14,6 cm
E. 29,2 cm

QCM 58 et 59 : Au niveau de la circulation capillaire pulmonaire, on a mesuré les grandeurs suivantes :

Pression artériolaire hydrostatique : 42 mm Hg
Pression veinule hydrostatique : 12 mm Hg
Pression oncotique des protéines : 27 mm Hg
Coefficient de filtration de l'eau : 40.10^{-3} $cm.s^{-1}$
Température : 37°C

58. Le flux de liquide du coté artériolaire est égal à :

A. $0{,}6.10^{-9}$ $m.s^{-1}$
B. $1{,}3.10^{-9}$ $m.s^{-1}$
C. $2{,}8.10^{-9}$ $m.s^{-1}$
D. $3{,}9.10^{-9}$ $m.s^{-1}$
E. $5{,}6.10^{-9}$ $m.s^{-1}$

59. Flux de liquide

A. Le flux de liquide lié à la pression oncotique est un flux sortant vers l'interstitium
B. Le flux de liquide du coté artériolaire est un flux sortant vers l'interstitium
C. Le flux de liquide du coté veineux est un flux sortant vers l'interstitium
D. Dans les mêmes conditions de pression le flux de liquide sortant serait augmenté au niveau cérébral
E. On peut avoir une déshydratation extra vasculaire dans le cas d'une hyperprotéinémie importante

60. La centrifugation

A. La constante de sédimentation représente le produit de la vitesse de sédimentation par l'accélération de la centrifugeuse
B. La masse molaire d'une macromolécule est directement proportionnelle à la vitesse de sédimentation
C. La masse molaire d'une macromolécule est inversement proportionnelle à son coefficient de diffusion
D. Dans un champ gravitationnel, le coefficient de frottement d'une macromolécule diminue lorsque son rayon augmente
E. Lors d'une centrifugation le champ de pesanteur terrestre est négligeable

QCM 61 à 63 : Des globules rouges de densité 1,08 en suspension dans du plasma de viscosité $1,4.10^{-3}$ Poiseuille et de masse volumique 1020 $g.L^{-1}$, sédimentent sous l'effet de leur propre poids. Les globules rouges sont assimilés à des sphères de 8 µm de rayon. Les frottements des globules rouges entre eux sont négligeables.

61. La force de frottement qu'exerce le plasma sur chaque globule rouge est égal à :

A. $1,3.10^{-12}$ N
B. $2,1.10^{-12}$ N
C. $2,1.10^{-11}$ N
D. $2,3.10^{-11}$ N
E. $2,8.10^{-11}$ N

62. La poussée d'Archimède qu'exerce le plasma sur chaque globule rouge est égal à :

A. $1{,}3.10^{-12}$ N
B. $2{,}1.10^{-12}$ N
C. $2{,}1.10^{-11}$ N
D. $2{,}3.10^{-11}$ N
E. $2{,}8.10^{-11}$ N

63. La vitesse à laquelle sédimentent les globules rouges dans le plasma est égal à :

A. 2,1 $mm.h^{-1}$
B. 7,5 $mm.h^{-1}$
C. 12,1 $mm.h^{-1}$
D. 16,5 $mm.h^{-1}$
E. 21,5 $mm.h^{-1}$

QCM 64 et 65 : Une globuline sphérique de 5 nm de rayon et de densité 1,35 sédimente sous l'effet de son propre poids à la vitesse de 0,25 µm par jour dans du sang de densité 1,05 et de viscosité $4\ .10^{-3}$ Poiseuille.

64. La vitesse de sédimentation de la globuline est de :

A. 0,15 µm par jour
B. 0,25 µm par jour
C. 0,35 µm par jour
D. 0,41 µm par jour
E. 0,15 mm par jour

65. Son coefficient de frottement est de :

A. $1{,}5\ 10^{-10}$ Kg. s^{-1}
B. $3{,}8\ 10^{-10}$ Kg.s^{-1}
C. $4{,}5\ 10^{-10}$ Kg. s^{-1}
D. $6{,}3\ 10^{-10}$ Kg. s^{-1}
E. $1{,}5\ 10^{-9}$ Kg. s^{-1}

QCM 66 à 68 : La constante de sédimentation d'une macromolécule de densité 1,3 déterminée par centrifugation est de 5 Svedberg à 20°C. La vitesse de centrifugation est de 12000 $tours.mn^{-1}$ et le rayon de centrifugation de 8 cm. Le solvant est de l'eau.

66. L'accélération en nombre de g de la centrifugeuse est égal à :

A. 10 g
B. $2{,}6.10^3$ g
C. $1{,}3.10^4$ g
D. $4{,}9.10^4$ g
E. $1{,}6.10^5$ g

67. La vitesse de sédimentation de la macromolécule est égal à :

A. $6{,}3.10^{-8}$ $m.s^{-1}$
B. $1{,}3.10^{-7}$ $m.s^{-1}$
C. $5{,}9.10^{-7}$ $m.s^{-1}$
D. $8{,}4.10^{-7}$ $m.s^{-1}$
E. $1{,}5.10^{-6}$ $m.s^{-1}$

68. Si la constante de diffusion de la macromolécule est de 6.10^{-11} $m^2.s^{-1}$, en déduire la masse molaire approximative de la macromolécule :

A. 33500 $g.mole^{-1}$
B. 43300 $g.mole^{-1}$
C. 61200$g.mole^{-1}$
D. 74600 $g.mole^{-1}$
E. 87900 $g.mole^{-1}$

QCM 69 à 71 : Pour déterminer les volumes des compartiments sanguins, on injecte à un patient de 78 kg 185 MBq de ses propres hématies marquées au ^{99m}Tc. 30 mn après l'injection, on prélève 2 ml de sang dont l'activité, mesurée dans un compteur de radioactivité est de 0,13 MBq. L'hématocrite est estimé à 62 %.

69. Le volume globulaire du patient est égal à :

A. 22,4 $mL.kg^{-1}$
B. 29,8 $mL.kg^{-1}$
C. 36,5 $mL.kg^{-1}$
D. 44,3 $mL.kg^{-1}$
E. 58,8 $mL.kg^{-1}$

70. Le volume plasmatique du patient est égal à :

A. 22,4 $mL.kg^{-1}$
B. 29,8 $mL.kg^{-1}$
C. 36,5 $mL.kg^{-1}$
D. 44,3 $mL.kg^{-1}$
E. 58,8 $mL.kg^{-1}$

71. Le volume sanguin total est égal à :

A. 2,85 L
B. 4,59 L
C. 5,02 L
D. 5,78 L
E. 6,12 L

QCM 72 à 75 : On apporte par injection intraveineuse de manière instantanée et unique 400 mg d'un médicament. On réalise toutes les 15 minutes des prélèvements sanguins qui permettent d'estimer sa concentration.

Temps (h)	1	2	3	4	5	6
Concentration ($mg.L^{-1}$)	66,7	49,4	36,6	27,1	20,1	14,9

Le modèle est monocompartimental et la cinétique linéaire

72. La demi-vie d'élimination du médicament est égal à :

A. 1,2 h
B. 1,8 h
C. 2,3 h
D. 4,9 h
E. 7,3 h

73. La concentration initiale du médicament est égal à :

A. 60 $mg.L^{-1}$
B. 70 $mg.L^{-1}$
C. 80 $mg.L^{-1}$
D. 90 $mg.L^{-1}$
E. 100 $mg.L^{-1}$

74. Le volume de distribution du médicament est égal à :

A. 4,4 L
B. 4,9 L
C. 5,2 L
D. 5,5 L
E. 5,9 L

75. La clairance du médicament est égal à :

A. 14,5 $mL.mn^{-1}$
B. 17,1 $mL.mn^{-1}$
C. 19,4 $mL.mn^{-1}$
D. 20,8 $mL.mn^{-1}$
E. 22,2 $mL.mn^{-1}$

76. On injecte par voie intraveineuse de manière instantanée et unique 400 mg d'un médicament. Le volume sanguin de distribution du médicament est de 4,6 L. Sa concentration sanguine est mesurée toutes les 2 heures :

Temps (h)	2	4	6	8	10
Concentration ($mg.L^{-1}$)	41,1	25,1	16,5	11	7,4

Le modèle est bicompartimental, la cinétique linéaire et la courbe de l'évolution de la concentration est la suivante :

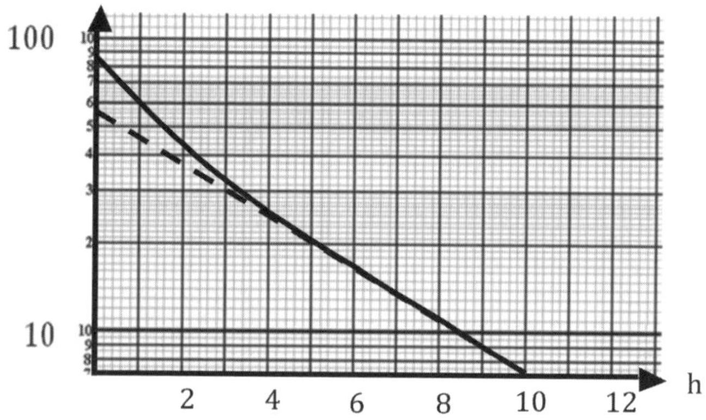

L'aire sous la courbe est de 306 $mg.L^{-1}$

A. La constante d'élimination du médicament est de 0,12 h^{-1}
B. La clairance du médicament est de 22 $mL.mn^{-1}$
C. La pente de la phase d'élimination du médicament est de 1 h^{-1}
D. L'origine de la phase de distribution est de 55 $mg.L^{-1}$
E. La pente de la phase de distribution est de 1 h^{-1}

QCM 77 à 79 : On mesure la clairance glomérulaire d'un patient en injectant par voie intraveineuse une activité spécifique de $4{,}5.10^8$ coups/ml de ^{51}Cr-EDTA. Les prélèvements plasmatiques à 120 et 240 mn ont des activités respectives de 28500 et 5300 coups/ml.

77. La constante d'élimination de l'EDTA est égal à :

A. $1{,}4.10^{-2}$ mn^{-1}
B. $2{,}7.10^{-3}$ mn^{-1}
C. $5{,}1.10^{-3}$ mn^{-1}
D. $7{,}5.10^{-3}$ mn^{-1}
E. $9{,}2.10^{-3}$ mn^{-1}

78. Le volume du compartiment plasmatique est égal à :

A. 2,2 L
B. 2,6 L
C. 3 L
D. 3,4 L
E. 4 L

79. La clairance glomérulaire est égal à :

A. 15 mL.mn^{-1}
B. 31 mL.mn^{-}
C. 42 mL.mn^{-}
D. 74 mL.mn^{-1}
E. 120 mL.mn^{-1}

80. En prévision d'un traitement par ^{131}I, on réalise la courbe de fixation de l'^{131}I par la thyroïde du patient (courbe ci-dessous).

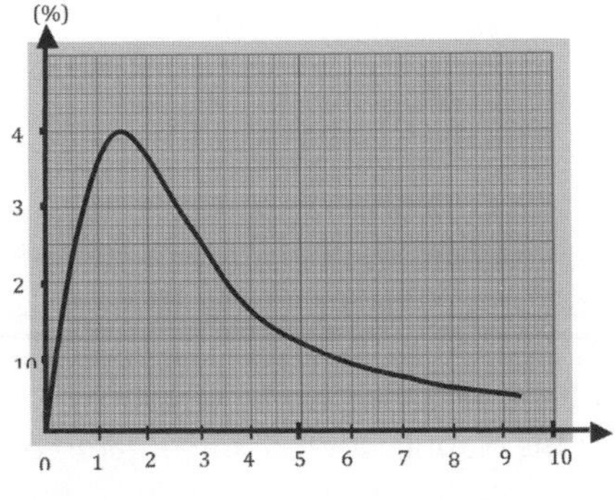

En déduire la période biologique de l'Iode sachant que la période de l'^{131}I est de 8 jours.

A. 2 Jours
B. 2,7 Jours
C. 3,5 Jours
D. 6,2 Jours
E. 8 Jours

81. Analyse compartimentale :

A. Dans un modèle compartimental la constante k_{21} correspond au taux de transport de la substance du compartiment 2 vers le compartiment 1
B. Le métabolisme du glucose peut aisément être assimilé à un modèle à trois compartiments
C. Pour mesurer le volume globulaire sanguin, on peut utiliser de l'albumine marqué au ^{99m}Tc, car l'albumine pénètre facilement dans les globules rouges
D. Le volume sanguin globulaire est augmenté dans la maladie de Vaquez
E. Dans un système monocompartimental, $-k_{01}$ représente la pente de la courbe d'élimination

82. La membrane d'une fibre nerveuse peut être assimilée, par cm^2 de section, à l'association d'une résistance de 1600 Ω et d'une capacité de 2,7 µF. Le passage d'un courant de 0,1 mA provoque au bout de 1,5 ms une augmentation de la différence de potentiel transmembranaire de :

A. 5 mV
B. 16 mV
C. 27 mV
D. 36 mV
E. 47 mV

83. Une membrane cellulaire a un potentiel de repos de -90 mV. Son schéma électrique représentatif comporte par cm^2 : une résistance de 1000 Ω et une capacité de 1 µF. Le seuil de dépolarisation est de -50 mV.

A. La rhéobase de la fibre est de 40 µA
B. Après 2 ms d'application d'un courant correspondant à la rhéobase, le potentiel de membrane est de -65 mV
C. L'application d'un courant de 60 µA pendant 3 ms provoque une dépolarisation
D. La chronaxie est de 0,7 ms.
E. La chronaxie correspond au temps de latence pour la rhéobase

84. La membrane d'une fibre nerveuse peut être assimilée, par cm^2 de section, à l'association d'une résistance de 1000 Ω et d'une capacité de 1,2 µF. Au repos, le potentiel membranaire de repos est de -70 mV. La rhéobase est de 25 µA.

A. Le seuil de dépolarisation faisant suite à une stimulation équivalente à la rhéobase est de -45 mV.
B. La chronaxie est l'ordre de 0,8 ms
C. Pour une intensité équivalente à la rhéobase, on observe 1 ms après la stimulation une augmentation du potentiel de 25 mV
D. Lorsque le seuil de dépolarisation est atteint, les protéines canaux voltage dépendant Na^+ s'ouvrent, entraînant une sortie massive de Na^+ de la cellule
E. Lorsque le seuil de dépolarisation est atteint, la mise en action de la pompe Na^+/K^+ provoque une sortie massive de Na^+ de la cellule

QCM 85 et 86 : On souhaite enregistrer la différence de potentiel entre 2 points A et B, situés à 3 cm l'un de l'autre, grâce à 2 électrodes placées à la surface d'une fibre nerveuse. La célérité de cette fibre est de 20 $m.s^{-1}$, le potentiel se propageant de B vers A.

85. On observe une onde V_A-V_B biphasique. En déduire la durée minimum du potentiel de pointe :

A. 0,3 ms
B. 0,5 ms
C. 0,8 ms
D. 1 ms
E. 1,5 ms

86. Dans les mêmes conditions expérimentales, on étudie une fibre dont la célérité est de 60 $m.s^{-1}$ et la durée du potentiel d'action 0,5 ms. En déduire la forme de l'onde V_A-V_B :

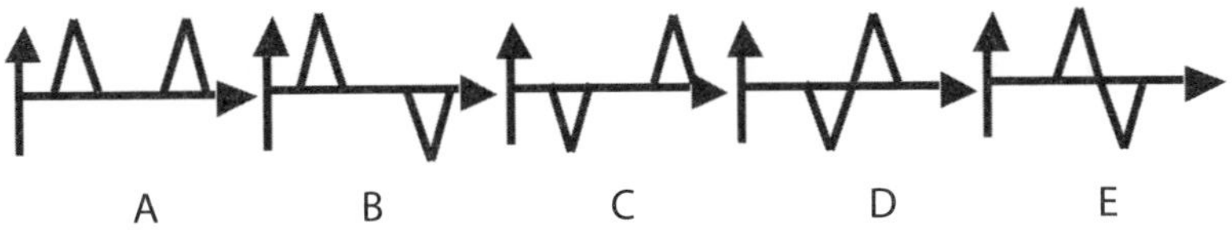

87. Potentiels bioélectriques et potentiel d'action

A. La dépolarisation conduisant au potentiel de pointe est provoquée par l'ouverture de la porte interne des canaux sodiques.

B. Le potentiel de pointe est proche du potentiel d'équilibre du potassium.

C. Au cours de la repolarisation, on observe un courant potassique sortant correspondant à un transport actif.

D. Au cours du potentiel d'action, une grande partie de l'énergie est fournie par la pompe à Na^+/K^+

E. Au cours du potentiel de pointe, la valeur du potentiel peut être calculée en appliquant la loi de Goldman sans tenir compte du rapport des ions transportés.

88. Conductivité des membranes cellulaires excitables

A. La membrane cellulaire peut être assimilée à un ensemble de résistances et de capacités en série

B. Le caractère exponentiel de la dépolarisation associée à un courant infraliminaire est lié à l'ouverture des canaux sodiques

C. La variation du potentiel membranaire associée à un courant infraliminaire est proportionnelle à la valeur de la résistance de la membrane

D. Lorsque le diamètre d'une fibre nerveuse diminue, on observe une diminution concomitante des résistances intracellulaires et de la vitesse de conduction

E. Lorsque l'intensité d'un courant supraliminaire augmente, la durée de la latence entre l'application de se courant et le potentiel de pointe diminue

89. La vitesse de propagation de l'influx d'une fibre nerveuse est de 30 $m.s^{-1}$ et la durée du potentiel de pointe (inversion de polarisation) de 0.5 ms. Quelle doit être la distance minimale entre 2 électrodes situées au contact d'une fibre nerveuse, en dessus de laquelle on observe deux ondes monophasiques :

A. 1,5 cm

B. 5 cm

C. 9 cm

D. 15 cm

E. 18 cm

90. Calculer la longueur d'une fibre présentant une inversion de dépolarisation pour une fibre présentant un potentiel de pointe d'une durée de 0,5 ms se propageant de B vers A à 50 $m.s^{-1}$:

A. 0,05 cm
B. 0,2 cm
C. 2,5 cm
D. 12,5 cm
E. 25 cm

Réponses

QCM transports membranaires

1	A,B,C,D	2	B,C	3	C	4	C	5	A,D
6	B,E	7	B	8	B	9	A	10	A
11	D	12	A	13	A,C,E	14	A	15	B
16	B	17	A	18	D	19	D	20	C,E
21	D	22	A,C	23	A	24	C,D,E	25	B,D
26	A	27	D	28	A,E	29	B,E	30	C
31	B,D	32	C	33	D	34	A	35	C
36	A	37	A,E	38	B	39	D	40	C
41	D	42	A,B,D	43	C	44	C	45	B
46	C,D,E	47	D	48	A,E	49	B	50	D
51	B,D,E	52	D	53	D	54	C,E	55	A
56	C,D	57	E	58	E	59	B,E	60	B,C,E
61	A	62	C	63	E	64	C	65	B
66	C	67	A	68	E	69	C	70	A
71	B	72	C	73	D	74	A	75	E
76	B,C,E	77	A	78	C	79	C	80	B
81	B,D	82	E	83	A,C,D	84	A,B	85	E
86	E	87	D,E	88	C,E	89	A	90	C